Fortschritte der
Urologie und Nephrologie

Fortbildungsveranstaltung der
Städt. Urologischen Klinik Darmstadt
Akademisches Lehrkrankenhaus der
Universität Frankfurt/Main

13. November 1982, Darmstadt

Klinik und Nachweismethoden der Mikrohämaturie

Herausgegeben von
O. Hallwachs, Darmstadt

Mit 10 Abbildungen und 19 Tabellen

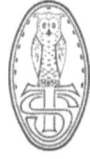

Steinkopff Verlag Darmstadt 1983

Prof. Dr. O. Hallwachs
Städtische Urologische Klinik
Akademisches Lehrkrankenhaus der
Joh.-Wolfg.-Goethe-Univ. Frankfurt/Main
6100 Darmstadt

CIP-Kurztitelaufnahme der Deutschen Bibliothek

Klinik und Nachweismethoden der Mikrohämaturie:
[Fortbildungsveranst. d. Städt. Urolog. Klinik Darmstadt,
Akad. Lehrkrankenhaus d. Univ. Frankfurt/Main,
13. November 1982, Darmstadt] /
hrsg. von O. Hallwachs. – Darmstadt: Steinkopff, 1983.
  (Fortschritte der Urologie und Nephrologie; Bd. 21)
ISBN-13:978-3-7985-0623-7   e-ISBN-13:978-3-642-72365-0
DOI: 10.1007/978-3-642-72365-0

NE: Hallwachs, Otto [Hrsg.]; Städtische Urologische Klinik ⟨Darmstadt⟩; GT

ISSN 0071-7975

Alle Rechte vorbehalten
(insbesondere des Nachdruckes und der Übersetzung)

Kein Teil dieses Buches darf in irgendeiner Form (durch Photokopie, Xerographie, Mikrofilm, unter Verwendung elektronischer Systeme oder anderer Reproduktionsverfahren) ohne schriftliche Genehmigung des Verlages reproduziert werden.

© 1983 by Dr. Dietrich Steinkopff Verlag, GmbH & Co. KG, Darmstadt
Verlagsredaktion: Juliane Weller – Herstellung: Heinz J. Schäfer

Die Wiedergabe von Gebrauchsnamen, Handelsnamen, Warenbezeichnungen usw. in dieser Veröffentlichung berechtigt auch ohne besondere Kennzeichnung nicht zu der Annahme, daß solche Namen im Sinne der Warenzeichen- und Markenschutz-Gesetzgebung als frei zu betrachten wären und daher von jedermann benutzt werden dürften.

Satz und Druck: betz-druck gmbh, D-6100 Darmstadt 12

Anschriften der Referenten

Bischoff, W., Priv.-Doz. Dr.
Kreiskrankenhaus Backnang, Eduard-Breuninger Straße 3, D-7150 Backnang

Brüggemann, V.Ch., Dr.
Urologische Klinik des Universitätsklinikums der Gesamthochschule Essen, Hufelandstraße 55, D-4300 Essen

Hallwachs, O., Prof. Dr.
Direktor der Städt. Urologischen Klinik Darmstadt, Grafenstraße 9, D-6100 Darmstadt

Kutter, D., Prof. Dr.
14, rue Beck, Luxembourg-Ville

Schlebusch, H., Dr.
Universitäts-Frauenklinik, D-5300 Bonn-Venusberg

Inhaltsverzeichnis

Einleitung 1

Klinik der Hämaturie
Hallwachs, O. 3

Diskussion 9

Sind Teststreifenmethoden zum Blutnachweis im Urin zu empfindlich?
Kutter, D. 11

Diskussion 16

Die Quantifizierung der Ausscheidung von Zellen im Urin
Schlebusch, H. 17

Diskussion 26

Die Bedeutung des MD-Kova-Systems bei der Bewertung der Hämaturie
Bischoff, W. 29

Diskussion 35

**Die reproduzierbare, quantitative Urinsedimentanalyse.
Praktikabilität des MD-Kova-Systems**
Brüggemann, V.Ch. 37

Zusammenfassung 41

Einleitung

Im November 1980 wurde in der Technischen Hochschule Darmstadt eine Fortbildungsveranstaltung „Wertigkeit der Szintigraphie, Sonographie und Computer-Tomographie in der urologischen Tumordiagnostik" und im Januar 1982 im Maritim-Hotel ein Symposium „Intravesikale Chemotherapie und transurethrale Verfahren zur Behandlung und Rezidivprophylaxe des Blasen-Karzinoms" veranstaltet.

Nun können wir die Beiträge und Diskussionen der dritten Fortbildungsveranstaltung in Darmstadt im November 1982 „Klinik und Nachweismethoden der Mikrohämaturie" in gedruckter Form vorlegen. Der Firma Madaus-Diagnostik Köln danke ich für die Organisation dieser Veranstaltung und die Übernahme aller Kosten.

Schon im 11. Jahrhundert hielt man für die sogenannte Uroskopie, d.h. den Nachweis der Hämaturie, den Morgenurin am geeignetsten, da man der Auffassung war, daß während des Schlafes das ganze Wesen des Menschen im Harn zurückgehalten und somit nicht durch die 5 Sinne verausgabt wurde. Da für den mittelalterlichen Arzt alles bedeutungsvoll war – zumal es belanglose Zufälligkeiten im göttlichen Kosmos nicht geben durfte –, hatte ihm keine Struktur des Urins, weder die Färbung noch die Konsistenz zu entgehen. Die damalige Medizin sah ihren Kosmos sozusagen im Harnglas. Somit hatte die Uroskopie bereits im Mittelalter eine derart beherrschende Stellung erlangt, daß sie zur wichtigsten ärztlichen Untersuchung, das Uringlas gewissermaßen zum einzigen Sprechzimmerinventar des Arztes wurde. Und da der Urin für das Abbild des ganzen Menschen gehalten wurde, brauchte der Arzt den Kranken noch nicht einmal zu sehen, um eine Diagnose oder Prognose zu stellen.

Bis zum heutigen Tag steht bei Erkrankungen der Nieren und ableitenden Harnwege die „Harnschau", d.h. die qualitative und quantitative Analyse des Urins an erster Stelle jeder differentialdiagnostischen Überlegung.

Hämaturie ist die Definition für Harn, der Erythrozyten in mikroskopisch oder makroskopisch sichtbaren Mengen enthält. Wenn auch Addis schon vor Jahrzehnten durch quantitative Untersuchungen des Harnsedimentes nachweisen konnte, daß gesunde Menschen täglich eine gewisse Zahl von Erythrozyten mit dem Urin ausscheiden, so ist doch gerade die Mikrohämaturie ein außerordentlich vielschichtiges Symptom, das einer differenzierten Untersuchung und Abklärung bedarf.

In den vorliegenden Beiträgen werden deshalb neben der Klinik der Hämaturie vor allem die verschiedenen Nachweismethoden der Mikrohämaturie besprochen und einer kritischen Wertung unterzogen.

Darmstadt, im Herbst 1983   Prof. Dr. O. Hallwachs

Klinik der Hämaturie

O. Hallwachs

Städt.-Urologische-Klinik Darmstadt, Akademisches Lehrkrankenhaus
der Johann-Wolfgang-Goethe Universität Frankfurt/Main

Der Umstand, daß wir unseren Harnstrahl selbst täglich betrachten können, macht die Nieren und ableitenden Harnwege gewissermaßen zu den am besten „überwachten" Organen des menschlichen Organismus!
Erkennen wir mit bloßem Auge eine Rotverfärbung des Urins, sind 2 Hauptursachen zu diskutieren: Zum einen die Beimengung von Nicht-Hämpigmenten exogenen oder endogenen Ursprungs, wie beispielsweise Uroporphyrin bei intermittierender aktuter Porphyrie, und zum anderen die Beimengung von Hämpigmenten wie Erythrozyten, Hämoglobin oder freies Myoglobin.
Bei Verdacht auf Myoglobinurie ist die Inspektion des Serums das einfachste Verfahren zur Unterscheidung der beiden Hämpigmente Hämoglobin und Myoglobin.(Serum verfärbt bei Hämoglobinurie, klar bei Myoglobinurie). Letzteres kann als Bestandteil der Skelettmuskulatur bei Auftreten von Myonekrosen, beispielsweise nach schwerer langanhaltender körperlicher Anstrengung, durch einen Elektroschock oder Hitzschlag oder bei Reperfusion eines längere Zeit ischämischen Muskels – z.B. nach Quetschung oder Trauma, in größeren Mengen in den Blutkreislauf und schließlich über die Nieren in den Urin gelangen.
Auch Farbstoffe (z.B. Phenolphtalein), Nahrungsmittel (z.B. Brombeeren, rote Beete) und Medikamente (Tabelle 1) können eine Rot- oder Braunfärbung des Urins bedingen. Eine Rotfärbung des Urins durch Medikamente ist allerdings streng zu trennen von einer echten Hämaturie infolge medikamentös bedingter Nierenschädigung (z.B. durch Phenacetin, Acetyl-Salicylsäure oder Sulfonamide).
Der Gesunde kann mit dem Harn innerhalb 24 Stunden bis zu 3 Millionen Erythrozyten ausscheiden. Eine wirkliche Mikrohämaturie liegt dann vor, wenn bei mikroskopischer Untersuchung des frisch gelassenen und zentrifugierten Harns bei 400-facher Vergrößerung mehr als 5 Erythrozyten/Gesichtsfeld ausgezählt werden können oder durch Kammerzählung im nicht-zentrifugiertenUrin mehr als 5–10 Erythrozyten/mm^3 gefunden werden.
Eine Makrohämaturie, d.h. die mit bloßem Auge sichtbare Blutbeimengung im Urin (bereits 1 ml Blut auf 1000 ml Urin) ist nicht nur eine der augenfälligsten urologischen Leitsymptome, sondern gleichzeitig ein Alarmsignal.
Findet sich bei der 3-Gläser-Probe lediglich in der ersten Urinportion eine sichtbare Blutbeimengung (initiale Hämaturie), ist eine Lokalisation der Blutung im Bereich der Harnröhre bzw. Adnexe anzunehmen. Eine terminale Hämaturie ist immer ein Hinweis auf eine Erkrankung bzw. einen Tumor im Bereich des Blasenhalses oder der Harnblase, weil dort eine Blutung erst dann auftritt, wenn sich die Harnblase kontrahiert und dadurch Gefäße einreißen oder Tumorteile abgerisssen werden. Eine gleichmäßige Blutverteilung in allen 3 Harnproben (totale Hämaturie) spricht für eine Blutungsquelle im Bereich der oberen Harnwege oder Nieren.

Tabelle 1. Chemische und pharmazeutische Substanzen, die eine Hämaturie auslösen können. (Modifiziert nach G. Topf, M. Reuter: Fortschr. Med. 95, 1855, 1977).
Aus: H. Leyh und B. Egger: Urologe B, 22, 286 (1982).

Chemotherapeutika, Antibiotika und Tuberculostatika
1. Sulfonamide
2. Harndesinfizientia:
   Methenamin
3. Antibiotika:
   Amphothericin B
   Colistin
   Kanamycin
   Methicillin
   Neomycin
   Paramomycin
   Penicillin G
   Polimyxin B
4. Tuberculostatika:
   INH
   PAS
   Streptomycin

Antikoagulantien und Fibrinolytika
1. Heparin und Heparinoide
2. Kumarine und Indandione
3. Fibrinolytika:
   direkt: Streptokinase, Urokinase, Mischpräparate
   indirekt: Nikotinsäurederivate, Sulfonylharnstoffe, Pyrogene, kreislaufwirksame Amine, anabole Steroide, Hormone

Diuretika
   Quecksilberdiuretika

Hormone
   Glukokortikoide

Thyreostatika
1. Jodide
2. Propylthiouracil

Zytostatika
1. Cyclophosphamid
2. 2.6-Mercaptopurin

Anthelminthika
1. Piperazin
2. Santonin
3. Thiabendazol

Vitamine
   Vitamin D

Analgetika, Antipyretika, Antiphlogistika
1. Cholchizin
2. Goldsalze
3. Indolderivate
4. p-Aminophenolderivate
5. Pyrazolonderivate
6. Salizylsäurederivate

Psychopharmaka
1. Antidepressiva:
   Amitryptilin
   Trifluperazin
2. Antiepileptika:
   Carbamazepin
   Hydantoine
   Trimethadion
3. Antiparkinsonmittel:
   Benzatropin
4. Hypnotika
5. Narkotika:
   Methoxyfluran
6. Neuroleptika:
   Chlorpromazin

Klinisch sind bisher mehr als 50 verschiedene Ursachen einer Hämaturie bekannt (Tabelle 2 und 3), d.h. dieses Kardinalsymptom sollte grundsätzlich durch Sonographie, Ausscheidungsurographie, evtl. Angiographie, Phlebographie, Urethro-Cytoskopie (auch zur Seitenlokalisation einer Blutung aus den oberen Harnwegen), evtl. auch durch Nierenbiopsie abgeklärt werden.

Trotzdem liegen die beobachteten Intervalle zwischen dem ersten Auftreten einer Harnblutung und deren diagnostischer Abklärung leider immer noch im Durchschnitt bei mehreren Monaten, weil die Ursache einer Hämaturie eben oft nicht konsequent ausdiagnostiziert wird und dann durch sogenannte konservative Therapieversuche kostbare Zeit verloren geht. Dabei sollte allerdings nicht verschwiegen bleiben, daß auch bei Einsatz des gesamten heute zur Verfügung stehenden diagnostischen Repertoires ein Teil

Tabelle 2. Mikroskopische Hämaturien.
Aus: H. Sarre: Nierenkrankheiten, Georg Thieme Verlag Stuttgart, 4. Auflage, S. 172, 1976.

A. **Entzündliche Nierenprozesse**
1. *Nephritiden*
   Akute Nephritis
   Latente Nephritis
   Chronische Nephritis
   Pyelonephritis
   Interstitielle Nephritis

2. *Infektionskrankheiten*
   Endocarditis lenta
   Scharlach
   Monozytl.-angina
   Diphtherie
   Morbus Bang
   Tuberkulose u.a.
   Bilharziose

3. *Herdinfektionen*
   Chron. Tonsillitis
   Appendizitis u.a.

4. *Allergosen*
   (Milch u.a.)
   Genußmittel
   Bakterien, Parasiten
   Medikamente

5. *Vergiftungen*
   Terpentin
   Quecksilber
   Phosphor
   Alkohol
   Phenolphthalein
   Dicumarol u.a.

B. **Kreislaufstörungen**
   Embolie
   Thrombose
   Infarkt
   Stauung

C. **Mißbildungen**
   Zystenniere
   Hydronephrose
   Morbus Osler

D. **Blutkrankheiten**
   Leukämie
   Sichelzellenanämie
   Polyzytämie
   Morbus Hodgkin

E. **Hämorrh. Diathsen**
   Thrombopenie
   Purpura haemorrh.
   Hämophilie
   Dicumarol

F. **„Gutartige" Hämaturie**
   Sport

der Fälle mit schmerzloser rezidivierender Mikro- oder Makrohämaturie ungeklärt bleibt. Diese sogenannten essentiellen oder idiopathischen renalen Blutungen sollten zumindest in zunächst kurzen und später dann längeren Zeitabständen immer wieder kontrolliert werden. In diesen Fällen ist gelegentlich nach Seitenlokalisation mittels Endoskopie eine exakte Abklärung nur durch Freilegung der betreffenden Niere und Pyeloskopie möglich.

Bei jeder schmerzlosen Makro- oder Mikrohämaturie gilt prinzipiell der Leitsatz, daß diese so lange tumorverdächtig ist, bis das Gegenteil bewiesen ist.

Eine schmerzhafte, mit Koliken verbundene Makrohämaturie kann Folge eines „die Schleimhaut ärgernden" Harnleitersteins oder eines blutenden Nierentumors sein (abgangsfähige Blutkoagel können typische Ureterkoliken hervorrufen!). Hierzu ein wichtiger differentialdiagnostischer Hinweis: Zuerst Kolik, dann Hämaturie spricht für einen Harnleiterstein. Zuerst Hämaturie, dann Kolik für ein den Harnleiter okkludierendes Tumor- oder Blutkoagel.

Makrohämaturien mit Blasentenesmen oder zystitischen Symptomen sind meist Begleiterscheinungen bei Blasentumoren.

Während die pathognomonische Bedeutung der Makrohämaturie wohl außer Frage steht, wird die Bedeutung der Mikrohämaturie als Krankheitszeichen unterschiedlich

Tabelle 3. Makroskopische Hämaturien.
Ursachen und Häufigkeiten bei 1000 Fällen.
(Die Länge der Stäbe gibt die Zahl der Fälle und damit die Häufigkeit an)
Aus: H. Sarre: Nierenkrankheiten, Georg Thieme Verlag, Stuttgart,
4. Auflage, S. 172, 1976.

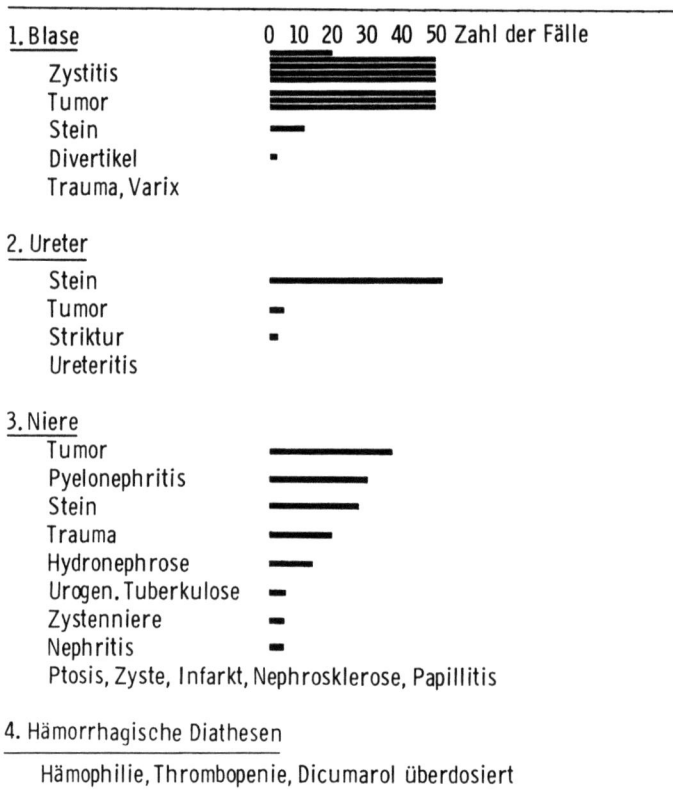

bewertet, obwohl sämtliche Gründe, die zu einer Makrohämaturie führen, auch eine permanente Mikrohämaturie unterhalten können.

Die Häufigkeit des Nachweises einer Mikrohämaturie ist natürlich davon abhängig, welches Krankengut ein Allgemeinarzt oder Internist betreut. Beispielsweise in der Medizinischen-Klinik des Elisabethenstiftes Darmstadt konnte vor einigen Jahren bei der Erstuntersuchung von 1300 allerdings durchweg älteren Patienten am Aufnahmetag bei 255 = 19,6%, in der Urologischen-Univ.-Klinik Bonn bei 230 von insgesamt 1015 ambulanten Patienten, das entspricht 22,6%, eine Mikrohämaturie festgestellt werden. Als Ursache fand sich in etwa 20% der Fälle eine Pyelonephritis, an zweiter Stelle überraschend eine Hypertonie, seltener Diabetes mellitus und Gicht (Abb. 1). Aus diesen klinischen Daten kann abgeleitet werden, daß ein niedergelassener Internist oder Allgemeinpraktiker, der bei jedem seiner Patienten nach einer Mikrohämaturie sucht, eine solche in etwa 10% der Fälle auch tatsächlich finden kann.

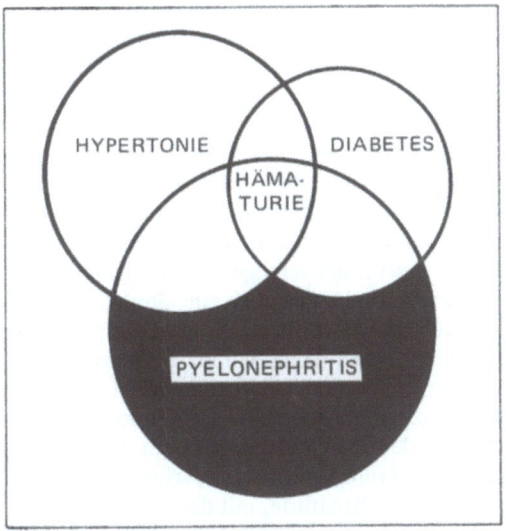

Abb. 1. Symptom Mikrohämaturie und entsprechende Diagnosen.

Bei persistierender Mikrohämaturie (Tabelle 2) sollte, wenn eine körperliche Belastung als Ursache ausgeschlossen ist, unter allen Umständen eine weitere differentialdiagnostische Abklärung erfolgen. Symptome wie Schmerzen und deren Lokalisation oder der Nachweis von Erythrozytenzylindern bei nicht tumorösen renoparenchymatösen Erkrankungen sind ebenso weiterführend wie eine akute arterielle Hypertonie mit vasculärer Nierenbeteiligung.
Verlaufsformen mit Mikrohämaturie treten häufiger auf bei der Immunglobulin A-Nephritis, bei der Poststreptokokken-Glomerulonephritis, Lupus-Nephritis oder bei sogenannter Membrano-proliferativer Glomerulonephritis. Das gleichzeitige Auftreten einer Mikrohämaturie und signifikanten Proteinurie ist in der Regel durch eine glomeruläre Blutungsursache bedingt. Die wichtigsten Untersuchungen bei Vermutung glomerulärer Erkrankungen bestehen im Nachweis pathologisch geformter Bestandteile im Sediment (Zellzylinder, Erythrozytenzylinder, Fragmentozyten), sowie einer Proteinurie, deren Ausmaß allerdings nicht durch den Übertritt von Blut in den Urin erklärt werden kann. Die extramembranöse und minimal change Glomerulonephritis führen dagegen relativ selten zu einer Mikro- oder gar Makrohämaturie. Klinisch ist wichtig, daß bei bestehender Glomerulonephritis bestimmte Zusatzkomplikationen wie z.B. eine Nierenvenenthrombose mit nephrotischem Syndrom, ebenfalls eine Hämaturie bedingen können, wobei allerdings die klassische Symptomatik des Flankenschmerzes und der einseitig großen stummen Niere nur in einer Minderzahl der Fälle vorhanden ist.
Nephrogene Hämaturie als Folge primär extrarenaler Erkrankungen werden beobachtet bei Infektionskrankheiten, Allergosen, Vergiftungen, Blutkrankheiten und haemorrhagischen Diathesen. Die häufigste Ursache einer Gerinnungsstörung ist meist eine Langzeit-Antikoagulantientherapie, dann die Thrombozytopenie (Medikamentenfolge oder Autoimmunerkrankung bzw. Knochenmarksbildungsstörung) bzw. eine gestörte Thrombozytenfunktion, Störung des plasmatischen Gerinnungssystems oder angeborene Grinnungsübel.

Bei steriler Mikrohämaturie sollte man auch heute immer noch an eine Urotuberkulose denken, die im Stadium 2 und 3 meist durch typische röntgenologische Veränderungen zu erkennen, im Stadium 1 aber nur durch Kultur und/oder Tierversuch nachzuweisen ist.

Liegt beim Kind eine Hämaturie mit positiven Urinkulturen oder den Zeichen eines Harnwegsinfektes vor, der sich mit Fieber oder Bauchweh bemerkbar macht, wird der Infekt behandelt, Urinsediment und -kultur werden kontrolliert; bei Normalisierung können die Untersuchungen zunächst beendet werden. Kinder mit Mikrohämaturie und Proteinurie haben gewöhnlich eine Erkrankung des Nierenparenchyms. Hier kann der Nachweis von Erythrozytenzylindern beweisend sein. Bei verzögerter Entwicklung oder rezidivierendem Harnwegsinfekt mit Hämaturie sollte immer noch eine Sonographie, Ausscheidungsurographie und gelegentlich auch eine Miktionsurethrocystographie durchgeführt werden, um angeborene Anomalien, einen Wilms-Tumor, polyzystische Nierenerkrankungen, Steine oder Fremdkörper in Blase oder Harnröhre nicht zu übersehen. Vor Durchführung einer Miktionsurethrozystographie sollte die Urinkultur steril sein. Bestand anamnestisch eine Infektion der oberen Harnwege oder der Haut, ist die Möglichkeit einer Poststreptokokken-Glomerulonephritis zu erwägen.

Diese Ausführungen mögen genügen, die Klinik der Hämaturie, mit der Sie — sei es als Internist, Pädiater, Gynäkologe, Urologe oder Allgemeinarzt — fast täglich konfontiert werden, kurz zu umreißen.

Anschrift des Verfassers:
Prof. Dr. O. Hallwachs
Urologische Klinik Darmstadt
Grafenstraße 9
6100 Darmstadt

Diskussion

WESSELY (Darmstadt):

Wie groß würden Sie den Prozentsatz der ungeklärten oder unklar bleibenden Hämaturien einschätzen, und was glauben Sie, wie lange man mit der Wiederholung der Diagnostik dann zuwarten kann? Gibt es das, was Sie als essentielle Hämaturie angesprochen haben wirklich, so gewissermaßen als Epistaxis des Urogenitaltraktes, oder sind das Fälle, die später eben doch einer anderen Diagnose zugeführt werden können?

HALLWACHS (Darmstadt):

In der Ambulanz einer Urologischen-Klinik sehen wir natürlich meistens Patienten, die selbst eine Hämaturie beobachtet haben oder deren Mikrohämaturie bereits vom Hausarzt diagnostiziert worden war. In ca. 2–3% dieser Fälle finden wir dann aber selbst mit allen uns heute zur Verfügung stehenden diagnostischen Möglichkeiten keine Blutungsquelle. Ist endoskopisch eine Seitenlokalisation möglich, können diese Fälle u.U. durch Freilegung der entsprechenden Niere und exakte Pyeloskopie weiter abgeklärt werden. Sogenannte essentielle oder idiopathische Hämaturien sollten unbedingt zunächst in kurzen und dann längeren Zeitabständen kontrolliert werden, jedenfalls so lange als Leitsymptome einer tumorösen Erkrankung gelten, bis das Gegenteil bewiesen ist. Fälle, bei denen man doch noch 1–2 Jahre später ein kleines Hypernephrom entdeckt, das bei der ersten Sonographie oder Renovasographie übersehen worden war, sind Gott sei Dank sehr selten. Ganz allgemein ist das Intervall zwischen den ersten Symptomen eines Tumors und der endgültigen Diagnose leider oft sehr groß. Beispielsweise bei den in unserer Klinik wegen eines Hypernephroms eingewiesenen Patienten, die in Einzelfällen vorher sogar mit Eigenblut-Transfusion behandelt worden waren, betrug trotz einer bereits in etwa der Hälfte der Fälle frühzeitig aufgetretenen schmerzlosen Hämaturie (Tabelle 1) die Zeispanne bis zur Diagnosestellung eines Nieren-Karzinoms und Klinikeinweisung bis zu 14 Monaten (im Durchschnitt 4,5 Monate). Im Stadium I betrug dieses Intervall durchschnittlich 3,7, im Stadium IV 8 Monate.

Tabelle 1. Allgemeinsymptome bei 136 Patienten mit Nierenkarzinom, unabhängig vom Tumorstadium

	n	%
BSG-Erhöhung	113	83,1
Hämaturie	66	48,5
Anämie	57	41,9
Flankenschmerz	54	39,7
Gewichtsverlust	35	25,7
Tastbarer Tumor	33	24,3

Jonitz, H., O. Hallwachs: Das Nieren-Karzinom – ein häufig zu spät diagnostizierter Tumor. diagnostik 15, 1204 (1982).

HALLWACHS (Darmstadt):

Findet der Urologe auch unter Einsatz seiner gesamten Diagnostik nicht die Ursache einer persistierenden Mikrohämaturie, kommt der betreffende Patient anschließend häufig zum Nephrologen. Welches weitere Procedere würden Sie dann vorschlagen?

WESSELY (Darmstadt):

Bei einer ungeklärten Erythrozyturie steht nach einer urologischen Diagnostik und gegebenenfalls gynäkologischen Durchuntersuchung am Ende die internistisch-nephrologische Diagnostik.
Nachdem bereits mehrfach eine Hämaturie im Sediment oder durch Teststreifen nachgewiesen ist, quantifizieren wir die Hämaturie noch mehrmals im Addis-Count, was stationär und auch ambulant bei entsprechender Aufklärung von Personal und Patient möglich ist. Bei wiederholten Kontrollen stellt man bei diesen „internistischen Hämaturien" dann doch Zahlen zwischen 20 und 150 Millionen/24 Std. fest. Liegen die Erythrozytenzahlen im 24 Stunden-Urin bei mehrfachen quantitativen Kontrollen im Bereich zwischen 6 und 10 Millionen, so ist die Wahrscheinlichkeit, daß man ohne weitere invasive Diagnostik einen relevanten Befund übersieht, sehr klein. Nicht nur im urologischen Bereich, sondern auch im internistischen Bereich gibt es natürlich die intermittierend auftretende Erythrozyturie. Aber auch hierbei ist es meist so, daß man bei mehrfachen quantitativen Kontrollen doch 2–3 deutlich pathologische Befunde hat. Es ist somit vertretbar, bei Erythrozytenzahlen unter 5 pro Gesichtsfeld, die man mehrfach festgestellt hat, auf eine diagnostische Klärung unter Einsatz weiterer invasiver Methoden zu verzichten. Dem ist aus internistisch-nephrologischem Sektor entgegen gehalten worden, daß es eine physiologische Erythrozyturie überhaupt nicht gäbe. Man müsse alle diese Fälle bioptisch abklären und total absichern.
Auf die Indikation zur Nierenbiopsie kann hier nicht in Einzelheiten eingegangen werden. Es herrscht jedoch weitgehende Übereinstimmung, daß die isolierte Mikrohämaturie ohne weitere pathologische Befunde, ohne Anhalt für eine Systemerkrankung und nach negativer urologischer Diagnostik meist keiner bioptischen Abklärung bedarf. Einzelfälle (z.B. Lebensversicherung, Neueinstellung, Beamtenverhältnis) müssen differnziert erörtert werden. Eine Therapie der isolierten Mikrohämaturie gibt es nicht.

Sind Teststreifenmethoden zum Blutnachweis im Urin zu empfindlich?

D. Kutter

Luxemburg

Der Harn ist für Erythrozyten nur in seltenen Fällen ein optimales Milieu und zwar nur dann, wenn er isotonisch ist. In hypertonischen Hernen können die Erythrozyten bis zur Unkenntlichkeit zusammenschrumpfen, während sie in hypotonischen Proben aufquellen und früher oder später lysieren. Der Nachweis der Erythrozyten im Mikroskop wird dadurch erschwert, im letzteren Fall sogar vereitelt. Zahlreiche, auch schon ältere Arbeiten in denen ein regelmäßiger chemischer Nachweis der Hämaturie erfolgte, berichten daher auch immer von einer mehr oder weniger höheren Ausbeute der chemischen Methoden im Vergleich zur Mikroskopie. Für die ersten Teststreifen mit einer noch relativ geringen Empfindlichkeit wurde ein Einsatz als Ergänzung der Mikroskopie gefordert (6). Heute sind wir soweit, daß praktisch alle pathologischen Hämaturien auf chemischem Wege erfaßbar sind, so daß der mikroskopische Nachweis eigentlich überflüssig geworden ist. Aus der Tatsache, daß auch die übrigen klinisch signifikanten Sedimentbestandteile direkt oder indirekt chemisch nachweisbar sind, entwickelt sich zur Zeit die Tendenz zum Teststreifensieb: Die Mikroskopie wird auf die Harnproben beschränkt, bei denen die chemische Voruntersuchung Hinweise auf das Vorliegen pathologischer Elemente gegeben hat (2, 5, 8, 9).
Bereits bei der Einführung des Sangur-Test (Boehringer Mannheim) im Jahre 1974 wurden Stimmen laut, die eine zu hohe Empfindlichkeit dieses Teststreifens beanstandeten. Der Grund dafür war allgemein der hohe Prozentsatz an positiven Ergebnissen beim routinemäßigen Einsatz. Die Frage wird auch heute immer wieder gestellt, besonders nachdem auch andere Firmen jetzt höchstempfindliche Teststreifen zum Blutnachweis auf den Markt bringen.
Wenn wir die Empfindlichkeit eines Teststreifens begutachten wollen, brauchen wir drei wichtige Daten: Die in Zahlen ausgedrückte Empfindlichkeit des Teststreifens, die Werte der noch als normal angesehenen Hämaturie sowie Angaben zur Spezifität des Teststreifens, denn es wäre ja immerhin denkbar, daß zumindest ein Teil der positiven Ergebnisse unspezifisch wären.
Die chemische Zusammensetzung des Harnes ist ungemein wechselhaft. Sie ist in hohem Maße von unseren Eß- und Trinkgewohnheiten abhängig und wird zusätzlich auch noch durch ausgeschiedene Medikamente oder Medikamentmetabolite beeinflußt. Es ist aus diesem Grunde nicht möglich, die Empfindlichkeit eines Blutteststreifens durch einen einzigen Punktwert zu definieren, da sich mit der chemischen Zusammensetzung ja auch die Reaktionsbedingungen ändern. Wir müssen daher die Empfindlichkeit für eine größere Anzahl von Harnproben ermitteln und sie statistisch ausdrücken. Wenn wir zur graphischen Darstellung den Prozentsatz an positiven Ergebnissen gegen die Konzentration auftragen, so ergibt sich eine *Empfindlichkeitskurve,* die für ein gut standardisiertes Reagenz typisch ist (Abb. 1). Wir charakterisieren diese Kurve durch zwei wichtige Punkte: Als *maximale Empfindlichkeit (E_{10})* bezeichnen wir die Erythrozytenzahl, bzw. die entsprechende Menge Hämoglobin, die sich bereits in 10% einer größeren Pro-

benzahl nachweisen läßt. Als *praktische Empfindlichkeit (E_{90})* bezeichnen wir die Konzentration die sich in 90% der gleichen Probenzahl nachweisen läßt. Die E_{10}-Wert zeigt welche Konzentration man unter extrem günstigen Bedingungen nachweisen kann, während E_{90} eher die Konzentration angibt, die unter geläufigen Bedingungen eine positive Reaktion liefert. Die Empfindlichkeit ist scharf begrenzt, wenn sich E_{10} und E_{90} nur geringfügig von einander unterscheiden, wenn die Linie zwischen den beiden Punkten fast vertikal verläuft (Abb. 1, Kurve A). Dies bedeutet in anderen Worten, daß die Reaktion von physiologischen Harnbestandteilen nur geringfügig beeinflußt wird. Im gegenteiligen Fall liegen die beiden Punkte weiter voneinander entfernt (Abb. 1, Kurve B). Von einem brauchbaren Reagenz erwarten wir eine Position möglichst nahe am Normalbereich, ohne daß E_{10} in den Normalbereich fällt (Abb. 1, Kurve C). In diesem Fall haben alle positiven Tests eine pathologische Bedeutung.

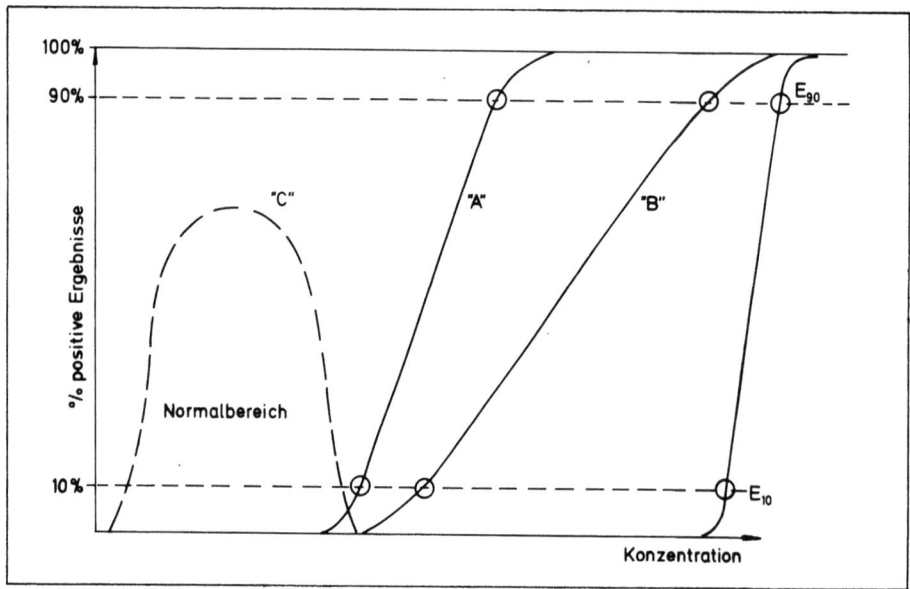

Abb. 1. Empfindlichkeitskurven, dargestellt durch den zunehmenden Prozentsatz positiver Ergebnisse bei steigender Konzentration

Wir haben die Empfindlichkeitskurven mehrerer Blutteststreifen ermittelt, indem wir blutfreien Harnproben steigende Mengen Erythrozyten, bzw. emtsprechende Mengen eines Hämolysates zugegeben haben, wobei nach jeder Zugabe mit den verschiedenen Teststreifen geprüft wurde. Die Ergebnisse sind aus Abb. 2 ersichtlich.
Die 3 Teststreifen haben eine maximale Empfindlichkeit von etwa 2 Erythrozyten/μl. Für die Streifen 1 und 2 liegt die praktische Emfindlichkeit nicht viel höher bei etwa 5–10 Erythrozyten/μl. Dagegen liegt die Empfindlichkeitskurve für den Blutbezirk von Teststreifen 3 flacher, die Reaktion wird durch Harnbestandteile stärker beeinflußt. E_{90} liegt bei 40–50 Erythrozyten/μl.
Die Frage nach der Position dieser Kurven im Vergleich zur physiologischen Hämaturie ist weitaus schwerer zu beantworten. Dazu liegt ein sehr umfangreiches Schrifttum vor,

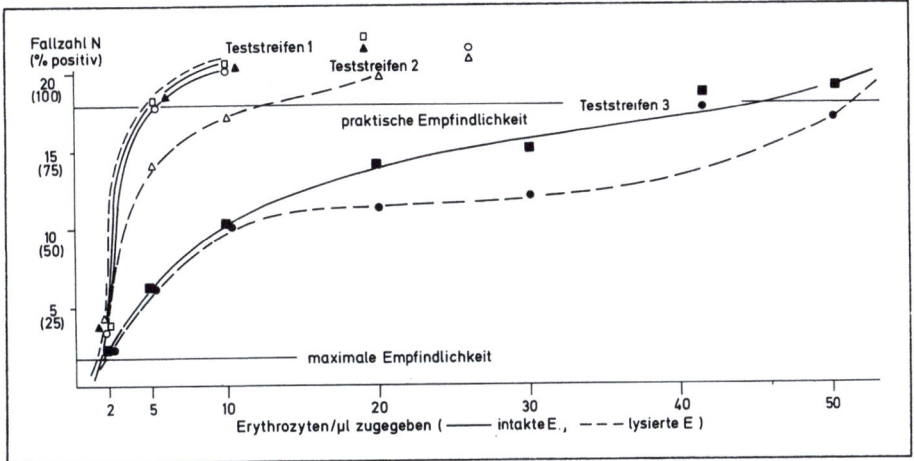

Abb. 2. Empfindlichkeitskurven von 3 Blutteststreifen

in dem die Meinungen jedoch stark divergieren. Eine annähernde Synthese wäre Folgendes: Erythrozytenausscheidungen unter 2 Erythrozyten/μl gelten als normal, Konzentrationen von 2–5/μl sind zweifelhaft und eventuell kontrollbedürftig, bei Hämaturie von 5/μl und mehr besteht mit ziemlich großer Wahrscheinlichkeit eine pathologische Ursache. Auf der anderen Seite sind aber auch stärkere Hämaturien ohne pathologische Bedeutung keine Seltenheit. Die Marschhämaturie mag als Beispiel der zahlreichen Hämaturien gelten, die durch physische Belastung, besonders in Orthostase ausgelöst werden (1). Ein Mikrotrauma im Urogenitalbereich stellt ohne Zweifel der Geschlechtsverkehr dar. Daß der Harn weiblicher Probanden während den Menses Blut enthält, wird allgemein berücksichtigt. Oft übersehen werden dagegen die Ergebnisse von Courtois und Debris (4), die bereits 1–2 Tage vor dem Einsetzen der Menses und noch 2–3 Tage nach deren Sistieren eine Hämaturie beobachten. Im Moment der Ovulation kann eine minimale Beimengung bluthaltigen Vaginalsekrets ebenfalls eine Hämaturie vortäuschen. Wir dürfen also für die Werte der physiologischen Hämaturie keine perfekte Gauß'sche Verteilung erwarten, vielmehr eine deutliche Schwanzbildung im Bereich der höheren Werte (Abb. 3). Dagegen können auch niedrigere Erythrozytenzahlen durchaus schwerwiegende Symptome darstellen, so daß eine deutliche Überlappung der Bereiche „physiologisch" und „pathologisch" auftritt. Das bedeutet in der Praxis, daß ein sehr empfindlicher Teststreifen eine nicht unerhebliche Ausbeute an deutlichen, aber harmlosen Hämaturien haben wird, daß ihm aber kaum pathologische Erythrozytenzahlen entgehen. Weniger empfindliche Streifen decken natürlich auch weniger harmlose Hämaturien auf, es entgehen ihnen aber eine größere Zahl leichter, aber pathologischer Hämaturien.

Wir sind der Meinung, daß dem Einsatz von hochempfindlichen Tests der Vorzug zu geben ist. Wir stellen den möglichst lückenlosen Nachweis aller pathologischen Hämaturien in den Vordergrund und nehmen dabei den Ballast der harmlosen Hämaturien in Kauf, dieses aber unter der Bedingung, daß eine Differenzierung der beiden mit relativ einfachen Methoden möglich ist. Nach Brühl, Busch und Fuchs (3) ist dazu der erste

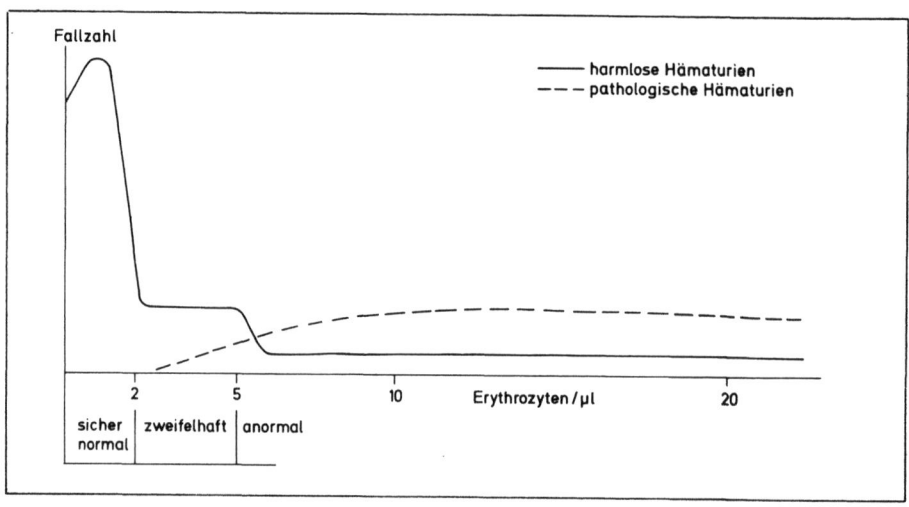

Abb. 3. Beurteilung der Hämaturien

Schritt der nachweis einer Persistenz der Hämaturie. Diese Autoren messen der isolierten oder intermittenten Hämaturie kaum Bedeutung zu, konnten aber bei mindestens 95% der persistierenden Hämaturien einen organisch faßbaren Prozeß als Ursache feststellen. Man wird also bei einem positiven Bluttest als erstes mehrere Wiederholungen des Tests anfordern, eventuell unter Beachtung verschiedener Vorsichtsmaßregeln, auf die wir noch zurückkommen möchten. Bei Persistenz des Symptoms ist dann eine komplette diagnostische Abklärung angebracht, bei Intermittenz wäre das Symptom zu vernachlässigen.

Schon aus ökonomischen Gründen wäre es wünschenswert die Zahl der bedeutungslosen Hämaturien auf ein Mindestmaß einzuschränken. Dazu erscheint uns die Gewinnung von Mittelstrahlurin nach vorhergehender Genitaltoilette mit Wasser und Seife angebracht. Patientinnen in der prä- und postmenstrualen Phase könnte zum Gebrauch von Tampons nach der Toilette geraten werden. Außerdem werden die Patienten gebeten, am Tag vor der Untersuchung schwere physische Anstrengungen sowie den Geschlechtsverkehr zu unterlassen. Durch diese Maßnahmen werden nicht nur die bedeutlungslosen Hämaturien eingeschränkt. Wir konnten in einer älteren Arbeit zeigen, daß dann auch nur noch ein geringer Prozentsatz an Kontaminationsleukozyturien auftritt (7).

Das Problem der Spezifität möchten wir nur am Rande erwähnen. Wie aus Abb. 4 ersichtlich ist, beruhen alle Teststreifen auf dem Nachweis der pseudo-peroxidasischen Aktivität des Hämoglobins, das von einem geeigneten Substrat — Peroxid — ein Sauerstoffatom auf ein Chromogen überträgt. Letzteres geht dabei vom farblosen, reduzierten in den oxidierten, stark gefärbten Zustand über. Dieser Vorgang stellt die eigentliche Farbreaktion des Teststreifens dar. Falsch positive Ergebnisse wären denkbar durch andere Harnbestandteile mit peroxidasischer Aktivität oder durch Direktoxidation des Chromogens. Mit Ausnahme des Myoglobins, das nach Muskeltraumen oder nach Infarkt im Harn auftreten kann, ist nicht mit störenden Peroxidasen zu rechnen. Stark oxidierende Harnbestandteile können nur durch Kontamination, z.B. mit Spuren stark oxidierender Reinigungsmittel (Javel-Extrakt, Domestos® etc.), zustande kommen. Falsch positive Ergebnisse sind demnach extrem selten. Die wichtigste Ursache falschnegativer Ergebnisse ist ausgeschiedene Askorbinsäure, die als stark reduzierender Metabolit die Oxidation des Chromogens verhindert. Eine selektive Zerstörung der Askorbinsäure durch leicht oxidierende Reagenzbestandteile wird jetzt von allen Herstellern angestrebt und zum Teil bereits auch realisiert.

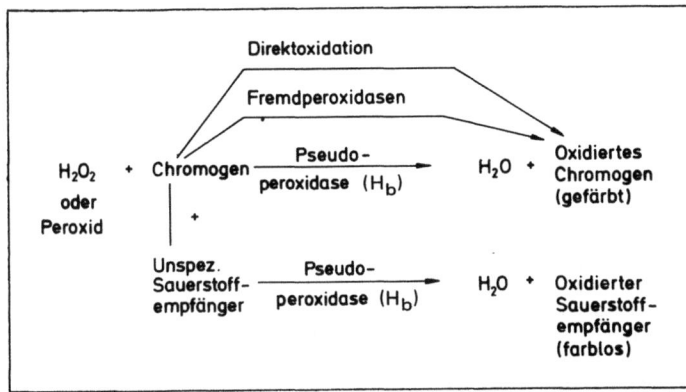

Abb. 4. Mechanismus und Fehlerquellen des chemischen Blutnachweises

Zusammenfassend möchten wir folgendes feststellen: Die Interpretation des Befundes „Hämaturie" wird durch eine deutliche Überlagerung der Bereiche der physiologischen und der pathologischen Hämaturie erschwert. Trotzdem ziehen wir den Einsatz extrem empfindlicher Teststreifen auf Blut vor, mit denen wir ein Maximum an pathologischen Hämaturien erfassen. Als erster Schritt zur Differentialdiagnose dient der Nachweis der Persistenz, die dann weitere diagnostische Maßnahmen erforderlich macht. Echt unspezifische Ergebnisse fallen kaum ins Gewicht.

Literatur

1. Bach, D. u. K. Rieck: Hämaturie nach körperlicher Belastung. Med. Welt. 27: 2014 (1976).
2. Bonard, C., E. Weber, P.U. Koller, K.D. Willamowski u. F. Bachmann: Rationalisierung im Urinlaboratorium ohne Verzicht auf diagnostische Sicherheit. Dtsch. med. Wschr. 107: 249 (1982).
3. Brühl, P., E.W. Busch u. T. Fuchs: Klinische Erfahrungen mit einem Teststreifen zur Fahndung nach Erythrozyturien und Hämoglobinurien. Therapiewoche 26: 5139 (1976).
4. Courtois, J.E. u. M.M. Debris: Recherches sur la detection du sang dans l'urine a l'aide d'un papier reactif. Ann. Biol. Clin. 23: 659 (1965).
5. Keller, H. u. P.U. Koller: Teststreifensieb. Rationelle Urinuntersuchung ohne Verlust an Zuverlässigkeit. Med. Lab. 35: 67 (1982).
6. Kutter, D.: Chemischer Blutnachweis im Harn. Therap. d. Gegenw. 104: 1619 (1965).
7. Kutter, D.: Recherche systematique de la leucocyturie par un test rapide. Ann. Biol. Clin. 38: 179 (1980).
8. Kutter, D.: Teststreifen zur Rationalisierung der mikroskopischen Harnuntersuchung. Dtsch. med. Wschr. 105: 1246 (1980).
9. Kutter, D.: Vorschläge zur rationellen Optimierung der Harnmikroskopie. Med. Lab. 35: 27 (1982).

Anschrift des Verfassers:
Prof. Dr. rer. nat. Dolphe Kutter
14, rue Beck
Luxemburg

Diskussion

WRICKE (Mainz):

In Bezug auf die persistierende Hämaturie, die kontrolliert werden muß, stimme ich überein. Aber es gibt auch Hämaturien, die intermittierend auftreten, z.B. bei einem Blasentumor. Wenn man da nicht nachschaut, übersieht man vor allen Dingen kleine Tumoren ganz sicher. Natürlich wissen wir, daß gerade bei der Vorsorge bei Frauen häufig positive Teststreifenreaktionen aufgetreten sind und sich nachher wirklich nichts gefunden hat. Aber gerade bei solchen Mikrohämaturien muß man überprüfen, ob nicht ein Tumor dahinter steckt. Insgesamt aber dürften Fälle einer intermittierenden Hämaturie doch äußerst selten sein. Was wir früher als Papillom bezeichnet haben und heute als T_o, T_a, T_1-Tumoren definieren, da kann es oft wochenlang zu keiner signifikanten Mikrohämaturie kommen. Finden wir aber mal 20 oder 30 Erythrozyten, dann wieder nichts, dann wieder vermehrt Erythrozyten im Urin, müßte man zumindest die Basis-Diagnostik mit Sonographie, Ausscheidungsurographie und Urethro-Zystoskopie durchführen.

DEIBERT (Gundersheim b. Worms):

Wurde eigentlich von urologischer Seite etwas dagegen unternommen, daß aus dem Vorsorgeprogramm für Frauen und Männer die Urinuntersuchung herausgenommen wurde? Wenn man bedenkt, daß etwa 20% Hämaturien — sei es bei urologischem oder internistischem Krankengut — anfallen, ist dies doch ein unheimlich gewagtes Vorgehen von unseren Gesetzgebern, diese Untersuchung aus dem Vorsorgeprogramm herauszunehmen. Wer ein größeres Krankengut überschaut, wird sagen, daß doch bei relativ vielen Vorsorgeuntersuchungen gerade durch die Urinuntersuchung der größte Teil der pathologischen Geschehnisse herausfiltriert wurde.

HALLWACHS (Darmstadt):

Durch die am 1.10.1982 in Kraft getretene Neuordnung der Krebsfrüherkennungsuntersuchung fällt die Untersuchung des Harns bei Frauen und Männern bedauerlicherweise völlig weg, obwohl hierdurch zumindest zahlreiche Begleiterkrankungen aufgedeckt werden konnten — im Jahresdurchschnitt fast 60 000 behandlungsbedürftige Nebenbefunde. Hinsichtlich der Krebserkrankungen war die Harnuntersuchung allerdings nicht so erfolgreich, so daß deren Effizienz in Frage gestellt wurde. Immerhin konnten bei 7000 Patienten Erkrankungen der oberen Harnwege, in 200 Fällen Hypernephrome, Nierenbeckentumoren und Blasenkarzinome gesichert werden.
Nach § 181a RVO sind aber Früherkennungsleistungen ausdrücklich auch für nicht-maligne Erkrankungen vorgesehen. Unter Berücksichtigung dieser Vorgabe erscheint es gelinde gesagt widersinnig, wenn durch Verzicht auf Urinuntersuchungen in Zukunft sogenannten Volksseuchen wie Diabetes, chronische Pyelonephritis oder Steinerkrankungen nicht mehr nachgegangen werden soll.

Die Quantifizierung der Ausscheidung von Zellen im Urin

H. Schlebusch

Universitäts-Frauenklinik Bonn

Seit Beginn der Heilkunst bis in das 19. Jahrhundert war die „Uroskopie" eine der wichtigsten diagnostischen Maßnahmen des Arztes, wenngleich sie oft ein seltsames Gemisch aus Erfahrung und Aberglauben, aus Anschauung und Zauberei darstellte (1). Erst in der Mitte des 19. Jahrhunderts setzte sich langsam eine naturwissenschaftliche Betrachtungsweise durch, und man lernte, Erythrocyten, Leucozyten, Epithelzellen und Zylinder voneinander zu unterscheiden.
Seit den grundlegenden Arbeiten von Addis (2) wird allgemein anerkannt, daß die sorgfältige Beurteilung geformter Elemente im Urin nach Art und Zahl von hohem diagnostischem Wert ist.
Die dafür verwendeten Untersuchungsmethoden entsprechen hinsichtlich Präzision und Richtigkeit jedoch nur sehr eingeschränkt den Forderungen, die Klinik und Laboratorium an sie stellen müssen.

1. Sediment-Gesichtsfeld-Methode

Bei dieser am weitesten verbreiteten Methode (Tabelle 1) werden die verschiedenen Zellen im Sediment der zentrifugierten Probe „pro Gesichtsfeld" abgeschätzt; dabei besteht eine Reihe von Fehlermöglichkeiten.

Tabelle 1. „Sediment-Gesichtsfeld-Methode"

Probe:	Mittelstrahlurin
Zentrifugation:	5–10 ml Urin werden bei 100–300 Upm für 5–10 Minuten zentrifugiert
Verarbeitung:	Überstand abgießen, Sediment im Rest resuspendieren, 1 Tropfen auf Objektträger geben
Zählung:	Mehrere Gesichtsfelder werden bei 400-facher Vergrößerung ausgezählt
Ergebnis:	Halbquantitative Angabe der Zellzahl pro Gesichtsfeld

Das Sediment wird vor der Betrachtung im allgemeinen nicht angefärbt. Kein Histologe würde seine Präparate ohne Anfärbung untersuchen, obwohl histologisch vorbereitetes Material dazu besser geeignet wäre als ungefärbte Sedimentausstriche. Die Unterschiede im Brechungsindex zwischen nativen biologischen Elementen und dem umgebenden Material sind klein, die Kontraste daher minimal und oft nur durch zeitraubendes „Spielen" mit der Blende zu verbessern. Elemente mit geringem Brechungsindex wie hyaline Zylinder oder Erythrocytenschatten können daher leicht übersehen werden. Die geringe Auflösung feiner Strukturen (Kerne, Granula) kann zur Verwechslung von Zelltypen führen (3). Besonders bei zellreichen Urinen treten für den weniger erfahrenen Untersucher große Schwierigkeiten auf.

Bei der Zellzählung führt die mangelnde Standardisierung des Verfahrens zu großen Streuungen der Ergebnisse. In Tabelle 2 sind die wichtigsten Einflußgrößen auf das Ergebnis zusammengefaßt.

Tabelle 2. Einflußgrößen auf die Ergebnisse der „Sediment-Gesichtsfeld-Methode"

1. Probenmenge
2. Zentrifugationsbeschleunigung (g-Zahl)
   Zentrifugationszeit
3. Form und Material der Zentrifugengefäße
4. Restvolumen nach Dekantieren des Überstandes
   Resuspendieren des Sediments
5. Größe des Gesichtsfelds

Sowohl die Füllung des Probengefäßes als auch die Zentrifugationsbedingungen beeinflussen das Ergebnis. Die Zellausbeute ist von Form (konisch, rund) und Material (Glas, Kunststoff) der Zentrifugationsgefäße abhängig. Besonders kritisch ist die Technik des Wiederaufschüttelns des Sediments nach Dekantieren des Überstandes. Allein die unterschiedlichen Restvolumina führen zu Unterschieden in den Ergebnissen von mehreren hundert Prozent.
Auch die Größe des Gesichtsfelds und die Anzahl der ausgezählten Felder sind bedeutsam.
Die Sediment-Gesichtsfeld-Methode muß daher als eine schlecht definierte, schlecht reproduzierbare und besonders im Grenzbereich fragwürdige Methode bezeichnet werden, die bestenfalls eine grobe Orientierung erlaubt (4, 5, 6).
Das Verfahren ist jedoch nicht nur nach den Kriterien der Analytik unzureichend, sondern führt auch aus klinischer Sicht zu unbefriedigenden Resultaten. So ist nach Brühl (7) „das Festhalten an der Sedimentmethode als eines fast ausschließlich verwendeten Untersuchungsverfahrens partikulärer Harnbestandteile nicht zuletzt dafür verantwortlich zu machen, daß auch heute noch mehr als 70% aller Pyelonephritiden dem Nachweis intra vitam entgehen und andererseits die Harnwegsinfektion die Diagnose ist, die am häufigsten unzutreffend gestellt wird".

2. Quantitative Bestimmung der Erythrocytenausscheidung nach Addis

Im Jahre 1925 veröffentlichte Addis eine – der Blutkörperchenzählung analoge – Methode, mit der die während zwölf Stunden im Urin ausgeschiedene Anzahl der Erythrocyten und Leucozyten ermittelt werden kann. Die Methode hat in der Folgezeit mehrere Modifikationen erfahren, sie gilt jedoch auch heute noch als „Referenzmethode". In Tabelle 3 sind die wichtigsten Arbeitsschritte für den „Addis-Count" in der Modifikation von Kerp (8) zusammengefaßt.
Die Problematik dieser „Referenzmethode" wird klar, wenn man sich die von verschiedenen Autoren ermittelten Normalbereiche für die Erythrocytenausscheidung ansieht (Tabelle 4). Die Obergrenze der Norm schwankt zwischen 60 und 8500 Erythrocyten/min.

Tabelle 3. Quantitative Bestimmung der Erythrocytenausscheidung nach Addis, mod. nach Kerp („Addis-Count")

Sammelperiode:	3 Stunden (morgens)
Probengewinnung:	♂ spontan
	♀ Katheter
Zentrifugation:	10 ml Urin werden bei ca. 1000 g für 5 Minuten zentrifugiert
Verarbeitung:	9 ml Überstand verwerfen
	Zellen im Restvolumen resuspendieren
Zählung:	Neubauer-Kammer (0,9 µl Inhalt)

Berechnung der Ausscheidung: $\text{Erythrocyten/min} = \dfrac{\text{Zellzahl pro Milliliter} \times \text{Urinvolumen}}{180}$

Tabelle 4. Normalbereich für die Ausscheidung von Erythrocyten im Urin (nach (3))

Autoren	Erythrocyten/min	
	Mittelwert	Streuung
Addis (1926)	90	0– 600
Goldring (1931)	230	0– 200
Lyttle (1933)	20	0– 180
Naeraa (1934)	180	0–1500
Roberts (1935)	50	40– 60
Snoke (1938)	110	0–1100
Hamburger et al. (1950)		100
Richet (1953)		1000
Rofe (1953)		2– 220
Kerp et al. (1956)	730	180–1300
Dubs (1962)	890	0–4200
Gadeholt (1964)		
a) unzentrifugiert	900	0–8500
b) zentrifugiert	570	10–8000

Zur Erklärung müssen die wichtigsten Einflußgrößen kurz diskutiert werden.

a) Länge der Sammelperiode:

Bei langer Sammelperiode kann es bereits in der Blase zu einem beträchtlichen Verlust an Zellen durch Zell-Lyse kommen. Gegen eine kurze Sammelperiode sprechen Beobachtungen über diurnale Schwankungen (3).

b) Zentrifugation:

Gadeholt beobachtete Ausbeuten zwischen 50% und 100% (9). Dabei hängt die Ausbeute nicht nur von Zentrifugationsbeschleunigung (g-Zahl) und Zentrifugationszeit ab, sondern auch von der Osmolarität und dem pH-Wert der Urinprobe. Der auftretende Fehler ist deshalb im Einzelfall nicht vorherzusagen.

c) Zählfehler:

Neben dem statistischen Zählfehler, der nach Poisson berechnet werden kann, spielen „Randeffekte" beim Aufsetzen des Deckgläschens eine nicht zu vernachlässigende Rolle.

Nach Gadeholt muß – je nach Zellzahl – mit Abweichungen von mehr als 100% gerechnet werden (10).

Der Addis-Count ist eine aufwendige und zeitraubende Methode, die nicht nur an das Laboratorium, sondern auch an die Kooperationsfähigkeit des Patienten hohe Anforderungen stellt. Die Untersuchungen müssen zu einem genau bestimmten Zeitpunkt durchgeführt werden und während der Sammelzeit muß Bettruhe sowie Nahrungs- und Flüssigkeitskarenz eingehalten werden (11).

Der diagnostische Wert des „Addis-Count" ist – wegen der teilweise unvermeidlichen Fehler – bis heute umstritten. Lediglich bei strenger Standardisierung der Durchführung kann in der Klinik mit brauchbaren Ergebnissen gerechnet werden.

3. Quantitative Bestimmung der Erythrocytenausscheidung nach Gadeholt

Der Verlust von Zellen durch Zentrifugation und ungenügendes Resuspendieren stellt eine Fehlerquelle des „Addis-Count" dar, die durch die Zählung des unzentrifugierten Urins vermieden wird (Tabelle 5).

Tabelle 5. Quantitative Bestimmung der Erythrocytenausscheidung nach Gadeholt

Sammelperiode:	2 Stunden (7.00–9.00 Uhr)
Probengewinnung:	♂ spontan
	♀ Katheter
Zählung des unzentrifugierten Urins in der Fuchs-Rosenthal-Kammer (3,2 µl)	
Berechnung der Ausscheidung:	Erythrocyten/min = $\dfrac{\text{Zellzahl pro Milliliter} \times \text{Urinvolumen}}{120}$

Die Zählung erfolgt bei der Methode nach Gadeholt in der Fuchs-Rosenthal-Kammer. Durch den fehlenden Konzentrierungsschritt wird jedoch der Zählfehler größer. Dies sei an einem Beispiel erläutert:

Der Zählfehler S berechnet sich nach Poisson aus

$$S = \sqrt{N}$$

wobei N die Anzahl der gezählten Zellen bedeutet. Wird ein Urin mit 5000 Erythrocyten/ml in der Fuchs-Rosenthal-Kammer mit 3,2 µl Inhalt gezählt, so befinden sich in der Kammer nur 16 Zellen. Der Zählfehler beträgt – wenn die gesamte Kammer ausgezählt wird – somit S = 4, der relative Fehler

$$S_{rel} = \frac{S}{N} = 25\%.$$

4. Quantitative Bestimmung der Erythrocyten nach Stansfeld und Webb

Bei der Berechnung der Erythrocytenausscheidung pro Minute wird angenommen, daß diese Größe – unabhängig von der Diurese und anderen Faktoren – eine Konstante ist, die mit der Schwere der Erkrankung in direkter Beziehung steht. Diese Voraussetzung ist bis heute nicht bewiesen. Beobachtungen über die Zunahme der Zellausscheidung mit steigender Diurese sprechen sogar dagegen.

Bereits 1953 zeigten Stansfeld und Webb (12), daß bei Kindern die Bestimmung der Erythrocytenzahl pro Milliliter Spontanurin denselben diagnostischen Wert hat wie die Berechnung der Erythrocytenausscheidung pro Minute und Gadeholt (13) wies nach, daß die Erythrocytenausscheidung und die Erythrocytenzahl/ml Urin über einen weiten Bereich linear miteinander korreliert wird (Abb. 1). Diese Befunde legen die Vermutung nahe, daß zumindest bei Patienten mit normaler oder geringfügig eingeschränkter Diurese auf den „Addis-Count" verzichtet werden kann. Die Auszählung der Erythrocyten im frischen unzentrifugierten Mittelstrahlurin hat sich in der Tat als brauchbares Verfahren erwiesen, wenn die Bestimmung bei weniger als 100 Zellen pro Mikroliter in der Fuchs-Rosenthal-Kammer, sonst in der Neubauer-Kammer vorgenommen wird (Tabelle 6).

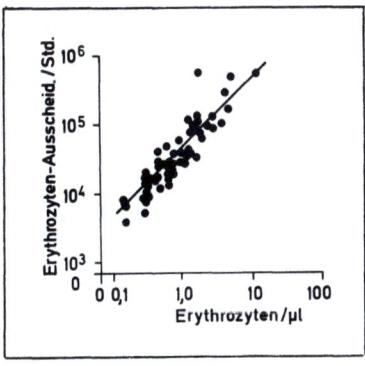

Abb. 1. Zusammenhang zwischen der Erythrocytenzahl/μl im unzentrifugierten Harn und der Ausscheidungsrate/Stunde

Tabelle 6. Erythrocytenzählung nach Stansfeld und Webb

Probe: Mittelstrahlurin
Zählung des unzentrifugierten Urins in der
a) Neubauer-Kammer,   > 100 Ery/μl
b) Fuchs-Rosenthal-Kammer, < 100 Ery/μl
Berechnung: Erythrocyten/ml = Zellzahl × Kammerfaktor
Obere Grenze der Norm: 2000–5000 Erythrocyten/ml

Das Verfahren umgeht den Aufwand und die Fehlerquellen des Urinsammelns über einen längeren Zeitraum; bei geringgradiger Erythrocyturie ist jedoch auch hier mit beträchtlichen Zählfehlern zu rechnen.

5. Mikrosedimentmethode nach v. Froreich

Mit diesem Verfahren wird eine Optimierung des „Addis-Counts" angestrebt.
Durch die direkte Zentrifugation der Probe in einer Küvette, auf deren planparallelem Boden eine Netzteilung nach Fuchs-Rosenthal angebracht ist, werden Fehler bei der Zentrifugation und beim Resuspendieren vermieden. Da die Zelldichte auf der Netzteilung zehnmal größer ist als in der Fuchs-Rosenthal-Kammer, erfordert die Auszählung der Zellen weniger Zeit, und der Zählfehler ist gering.

Tabelle 7. Mikrosedimentmethode nach v. Froreich

Sammelperiode:	3 Stunden (morgens)
Probengewinnung:	♂ spontan
	♀ Katheter
Zentrifugation:	200 µl Urin werden bei 500–800 g für 10 Minuten in einer Spezialküvette zentrifugiert
Zählung:	Die mit einer Netzteilung versehene Küvette wird direkt in einem speziellen Mikroskop ausgezählt
Berechnung der Ausscheidung:	Erythrocyten/min = $\dfrac{\text{Zellzahl auf } 5 \text{ mm}^2 \times \text{Urinvolumen} \times 100}{180}$

Trotz der unbestreitbaren Vorteile hat sich die Methode jedoch nicht durchsetzen können, da sie neben den Küvetten eine spezielle Ausrüstung (Zentrifuge, umgekehrtes Mikroskop) erfordert.

6. Urinsedimentanalyse mit dem MD-Kova-System

Präzision und Richtigkeit auch der Sediment-Gesichtsfeld-Methode können erhöht werden, wenn man folgende Parameter standardisiert:
a) Ausgangsvolumen
b) Zentrifugalbeschleunigung
c) Zentrifugierzeit
d) Resuspendierungsvolumen
e) Untersuchungsvolumen
f) Größe des Gesichtsfeldes

Beim MD-Kova-System wird der Vorteil der Zellanreicherung durch Zentrifugation mit einer Standardisierung der Arbeitsschritte gekoppelt, so daß im gefärbten Sediment auch geringe Zellzahlen reproduzierbar gezählt werden können (Tabelle 8). Die Praktikabilität wird durch die Verwendung von Einmalartikeln wesentlich verbessert.

Tabelle 8. Urinsedimentanalyse mit dem MD-Kova-System

Probe:	Mittelstrahlurin
Zentrifugation:	12 ml Urin werden bei 400 g für 5 Minuten zentrifugiert
Verarbeitung:	11 ml Überstand abgießen, Sediment im Rest resuspendieren und anfärben. 1 Tropfen in eine Einmalkammer geben
Zählung:	In der Einmalkammer (6,6 µl Inhalt) bei 400-facher Vergrößerung
Berechnung:	Erythrocyten/ml = Zellzahl × Faktor

Nach Bauer ergeben sich gute Korrelationen zwischen den Ergebnissen der Zählkammer-Methode nach Stansfeld und Webb und dem MD-Kova-System (15).

7. Probengewinnung und Probenverwahrung

Sowohl für das vollständige Sammeln einer Urinprobe über einen bestimmten Zeitraum (Sammelurin) wie auch bei der Gewinnung einer geeigneten Spontanurinprobe (Mittelstrahlurin) ist eine eingehende Information des Patienten unerläßlich. Besonders beim Sammeln von Mittelstrahlurin ist eine sorgfältige Säuberung und Desinfektion des äußeren Genitals eine entscheidende Voraussetzung für einen klinisch interpretierbaren Befund.

Die Probleme der Stabilität der Erythrocyten im Urin und ihre Abhängigkeit von Osmolarität (bzw. dem spezifischen Gewicht) und dem pH-Wert sind von großer praktischer Bedeutung (Abb. 2, 3). Die Erythrocyten weisen im Urin erst bei einer Osmolarität von etwa 650 mosmol/l (d.h. bei einem spezifischen Gewicht von ca. 1018) die gleiche Größe wie im Blut auf. Bei plasmaisotonen Verhältnissen (ca. 300 mosmol/l, spez. Gewicht ca. 1010) tritt schon eine partielle Lyse auf. Dies ist vor allem darauf zurückzuführen, daß über 50% der Osmolarität des Urins durch Harnstoff hervorgerufen wird, der in die Zellen hineindiffundiert.

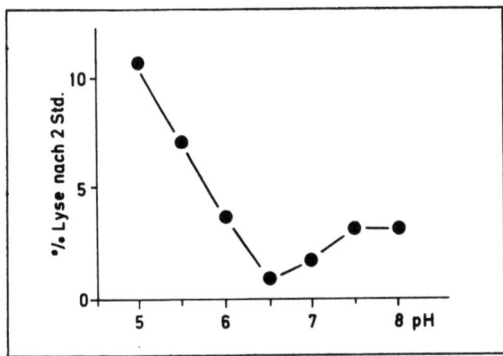

Abb. 2. Einfluß des pH-Wertes auf die Lyse von Erythrocyten (nach Gadeholt (9))

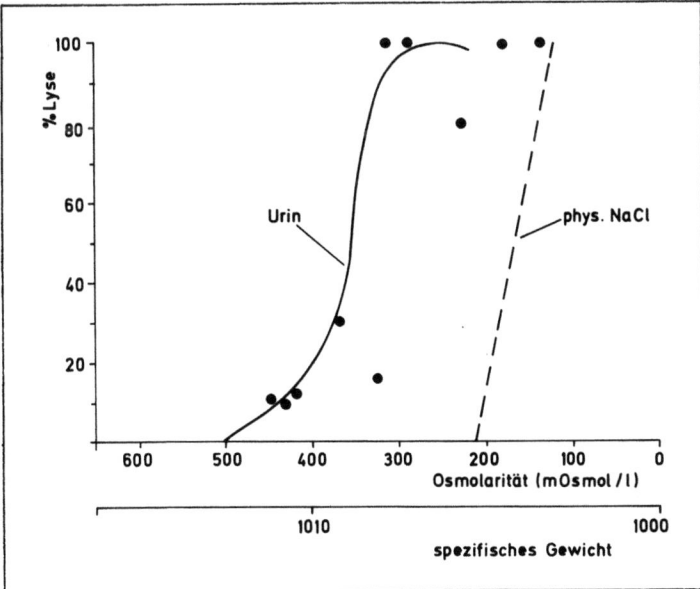

Abb. 3. Einfluß der Osmolarität auf die Lyse der Erythrocyten (nach Vaughan u. Wyker (16))

Bei einem pH-Wert zwischen 6,5 und 7,0 und einer Osmolarität über 500 mosmol/l sind die Erythrocyten bis zu 12 Stunden stabil.
Bei alkalischem pH-Wert und einer Osmolarität unter 400 mosmol/l hingegen zeigen sie die bekannte lytische Formenreihe. Zunächst kommt es zu einer Schwellung, und es entstehen Zellen mit einem Durchmesser von 7–10 µm. Nach dem Austritt des Hämoglobins sind nur noch die Erythrocytenschatten zu erkennen.
Bei einem pH-Wert zwischen 8 und 9 und einer Osmolarität unter 300 mosmol/l tritt bereits nach 2–3 Stunden eine deutliche Lyse auf.
Eine Aufbewahrung des Urins im Kühlschrank verlängert die Lebensdauer der Zellen (3).

8. Qualitätskontrolle

Bei quantitativen klinisch-chemischen Untersuchungen ist die interne und externe statistische Qualitätskontrolle inzwischen zur Routine geworden. Für die quantitativen Untersuchungen im Urin fehlte es bisher an geeignetem Probenmaterial.
Es werden seit kurzem lyophilisierte Kontrollurine in drei Bereichen (normal, leicht pathologisch, hoch pathologisch) angeboten, die neben den chemischen Bestandteilen auch stabilisierte Erythrocyten und Pollen als Leucocytenphantome enthalten. Letztere färben sich natürlich anders an als echte Leucocyten, entsprechen ihnen aber sonst weitgehend. Die Urine sind nach Rekonstitution im Kühlschrank 5 Tage lang stabil und können sowohl zur Kontrolle der Teststreifenergebnisse wie zur Überprüfung von Zählkammerverfahren oder des MD-Kova-Systems verwendet werden.
Auch in der klinischen Chemie wurde erst mit der Einführung der Qualitätskontrolle deutlich, daß die Streuung der Ergebnisse im allgemeinen viel größer war, als man angenommen hatte. Die neuen Kontrollproben eröffnen die Möglichkeit, auch bei der quantitativen Bestimmung des Urinsediments die eigene Arbeit zu überprüfen und zu optimieren.

Literatur

1. Alken, C.E.: In: v. Zglinicki, F.: Die Uroskopie in der bildenden Kunst, Darmstadt 1982.
2. Addis, T.: The number of formed elements in the urinary sediment of normal individual. J. clin. Invest. 2: 409 (1925).
3. Colombo, J.-P., Richterich, R.: Die einfache Urinuntersuchung. Bern 1977.
4. Winkel, P., Statland, B.E., Jørgensen, K.: Urine microscopy, an ill-defined method, examined by a multifactorid technique. Clin. Chem. 20: 436 (1974).
5. Keller, H., Koller, P.U.: Teststreifensieb – Rationelle Urinuntersuchung ohne Verlust an Zuverlässigkeit. Med. Laboratorium 35: 67 (1982).
6. Rupp, W.: Kritik der cytologischen Harndiagnostik. Ärztl. Wochenschrift 14: 113 (1959).
7. Brühl, P., Mikolai, D., Vahlensiek, V.: Problemdiagnose „Leukozyturie". Urologe A 18: 278 (1979).
8. Kerp, L., Merker, H., Frey, J.: Über Methodik und diagnostischen Wert eines Zählverfahrens für geformte Harnbestandteile. Klin. Wochenschrift 34: 1147 (1956).
9. Gadeholt, H.: Quantitative estimation of urinary sediment with special regard to sources of error. Brit. Med. J. 1: 1547 (1964).
10. Gadeholt, H.: Counting of cells in urine. Acta med. scand. 183: 9 (1968).
11. Rommel, K., Weppler, R., Walb, D.: In: Franz, H.E., Schärer, K. (Hrsg.) Praktische Nephrologie im Erwachsenen- und Kindesalter, Stuttgart (1975).
12. Stansfeld, J.M., Webb, J.K.G.: Observations on pyuria in children. Arch. Childh. 28: 386 (1953).

13. Gadeholt, H.: Quantitative estimation of cells in urine. Acta med. scand. 183: 369 (1968).
14. v. Froreich, A., Kaufmann, J., Müller-Plathe, O., Henze, D.: Das Mikrosediment, eine neue Methode zur quantitativen Bestimmung zellulärer Harnbestandteile. Urologe A 13: 24 (1974).
15. Bauer, H.W., Haase, W., Sieck, R.: Neue diagnostische Möglichkeiten der Urinsedimentanalyse mit dem MD-Kova-System. Urologe B 21: 295 (1981).
16. Vaughan, E.D., Wyker, A.W.: Effect of osmolality on the evaluations of microscopic hematuria. J. of Urology 105: 709 (1971).

Anschrift des Verfassers:
Dr. H. Schlebusch
Universitäts-Frauenklinik
5300 Bonn

Diskussion

KUTTER (Luxemburg):

Man hat Ihnen die Fehlerquellen der klassischen Sedimentuntersuchung aufgezeigt. Sind Sie sich hierbei bewußt geworden, um welche Größenordnung es sich hier handelt? Ob Sie bei der Zentrifugierung von einem Ausgangsvolumen von 10 oder 12 ml ausgehen, ist nicht so schlimm. Viel schwerwiegender ist der Fehler auf dem Endvolumen, das nach der Dekantierung zurückbleibt. Je nach Schleimgehalt des Harnes können das 0,05 oder 0,5 ml sein. Da liegt also eine Zehnerpotenz drin. Der Tropfen, den Sie nachher auf einen Objektträger bringen, ist eine weitere Fehlerquelle, je nach Größe und nach der Sorgfalt, mit der gearbeitet wird. Wenn die MTA eine Pasteur-Pipette nimmt, ist das ein kleines Tröpfchen, das Deckglas liegt schön auf, und Sie bekommen ein wenig tiefes Gesichtsfeld. Ist sie aber in Eile, dann nimmt sie einfach das Zentrifugenglas und läßt einen Tropfen auf den Objektträger fallen, vielleicht mit noch einem kleinen Schleimpfropfen drin. Dann schwimmt das Deckglas oben drauf, der Harn schwappt über. Sie haben ein Feld, das viel tiefer ist – die Tiefe kann noch dazu unregelmäßig sein. Nur in dieser Prozedur haben Sie mit Sicherheit eine Zehnerpotenzvariabilität. Zahl von 3 oder 4 Zellen pro Gesichtsfeld, kann dies in Wirklichkeit viel mehr oder auch viel weniger sein. Man darf das nicht aus den Augen verlieren. Diese Methode ist sträflich.

RUGENDORFF (Gießen):

In den beiden ersten Vorträgen wurde über Teststreifen als Screening-Methode berichtet und das Thema Qualitätskontrolle angesprochen. Für uns Urologen ist dies meiner Meinung nach besonders wichtig.
Auch wir verwenden diese Teststreifen mit sehr guten Ergebnissen in der Praxis. Nimmt man aber auf Grund eines negativen Screenings eine abwartende Haltung ein, muß man wissen, wie gut und zuverlässig die Schnelltests sind.
Wir haben uns die Mühe gemacht, Ergebnisse von Urinuntersuchungen mit dem Combur-Streifen, dem Teststreifen von Madaus und dem MD-Kova-System zu vergleichen und konnten hierbei feststellen, daß der Teststreifen von Madaus in 25% der Fälle mit mikroskopisch eindeutig gesicherter Mikrohämaturie falsch-negativ anzeigte, wobei wir in allen Fällen eine Übereinstimmung fanden zwischen positivem Harnsediment, positivem MD-Kova-System und positivem Combur-Streifen. Daher glaube ich, daß man bei der Verwendung derartiger Schnelltests lieber einen sehr empfindlichen Teststreifen benutzen und ein möglicherweise falsch-positives Ergebnis mikroskopisch überprüfen sollte, als sich der Gefahr auszusetzen, bei einem nicht genügend empfindlichen Streifen, wie z.B. dem Madaus-Teststreifen, einen positiven Befund zu übersehen.*

HALLWACHS (Darmstadt):

Was verstehen Sie unter einer falsch-negativen Aussage?

---

* Inzwischen wurde die Empfindlichkeit des Blutfeldes der MD-Teststreifen verbessert und entspricht der Empfindlichkeit der Teststreifen anderer Hersteller.

Diskussion

RUGENDORFF (Gießen):

Als falsch-negativ haben wir einen Befund bewertet, wenn der Teststreifen negativ war und im Sediment über 5 Erythrozyten gezählt wurden. Die Vergleichsuntersuchungen haben wir an zwei Tagen mit allen anfallenden Urinproben angestellt. Bei 20 Proben mit einer durch Harnsediment und MD-Kova-System gesicherten Mikrohämaturie war der Combur-Teststreifen 20 mal positiv, der Madaus-Teststreifen nur 15 mal. Das bedeutet, bei 20 Proben zeigte er 5 mal falsch-negativ an, denn Erythrozyten, die im Sediment gesehen werden, können ja nicht „falsch-negativ" sein!

BUCHWALD (Darmstadt):

In einer kürzlich abgeschlossenen Untersuchung haben wir bei 59 stationären urologischen Patienten das jeweilige Ergebnis des Combur-8-Teststreifens und des MD-Kova-Systems mit dem des Addis-Count verglichen, wobei die mit Combur-8 und MD-Kova ermittelten Erythrozytenzahl im Vergleich zum Addis-Count-Ergebnis lediglich als pathologisch oder normal gewertet wurden.
Als Normalwert galten wir Addis-Count < 3 Mill. Erythrozyten/24 Std. Urin; für MD-Kova < 2000 Erythrozyten/ml und für den Combur-8-Teststreifen < 5–10 Erythrozyten/ml.
Die Ergebnisse dieser Gegenüberstellung von MD-Kova und Combur-8 mit Addis-Count lassen sich wie folgt zusammenfassen:
1. Bei deutlicher sowie fehlender Erythrozyturie erscheinen beide Methoden gleich zuverlässig.
2. Im kritischen Grenzbereich, d.h. bei 5 ± 2 Millionen Erythrozyten/24 Std., muß bei den derzeit verfügbaren Teststreifen mit gut 10% falsch-negativen Ergebnissen gerechnet werden. Mit dem MD-Kova-Verfahren ist diese Zahl geringer. Die Zahl falsch-positiver Befunde ist bei beiden Verfahren zu vernachlässigen.

Für die Routinediagnostik ohne spezielle Fragestellung erhält man u.E. mit der Teststreifen-Methode mit geringem Aufwand zuverlässige Ergebnisse. Die Größenordnung der falsch-negativen Ergebnisse sollte allerdings bekannt sein, um die eigenen Befunde kritisch beurteilen zu können. Wir hatten ja von Herrn Prof. Kutter gehört, daß reduzierende Substanzen im Urin hierbei eine Rolle spielen. Man müßte also noch einmal untersuchen, inwieweit Medikamente oder Askorbinsäure diese Untersuchungen beeinflussen.
Bei gezielter Fragestellung oder zweifelhaften Befunden sollte das MD-Kova-System Vorrang haben.

HALLWACHS (Darmstadt):

Darf ich hier direkt Herrn Prof. Kutter fragen: Sie hatten doch gesagt, daß durch Askorbinsäure hervorgerufene falsch-negative Befunde demnächst der Vergangenheit angehören würden.

KUTTER (Luxemburg):

Ich weiß, daß die Teststreifen von Boehringer Mannheim jetzt mit einem ganz feinen Netz überzogen sind. Und dieses Netz ist mit Kaliumjodat, einem leichten Oxidans imprägniert, das die Askorbinsäure oxidiert, ohne das Chromogen zu oxidieren. Auf diese Weise wird die Askorbinsäure ausgeschaltet. Und soweit ich weiß, sind alle anderen Firmen jetzt auch auf dem gleichen Weg eingeschworen und suchen nach Löchern im Patentrecht, um ähnliche Substanzen einzuführen. Sie werden ganz bestimmt Löcher finden, und ich bin überzeugt, daß wir in einem Jahr nicht mehr von der Askorbinsäurestörung zu reden brauchen.

BÜRGER (Koblenz):

Bei der Bundeswehr wird der Teststreifen (Combur-Test) pro Jahr bei etwa 250 000 Personen eingesetzt und hat sich als Screening-Methode ausgezeichnet bewährt.

Die Bedeutung des MD-KOVA-Systems bei der Bewertung der Hämaturie

W. Bischoff

Backnang

Die mikroskopische Urinsedimentuntersuchung nimmt eine zentrale Stellung in der Urinanalyse ein.
Die Urinuntersuchung umfaßt Osmolarität, chemische Untersuchungen und morphologische. Ihre Bestandteile — Zellen, Zylinder, Kristalle und Mikroorganismen — sind in ihrer Gesamtheit mikroskopisch zu erfassen.
Nicht nur der Nachweis der Erythrozyten ist ausschlaggebend, wichtig ist auch die Beurteilung der Erythrozyten selbst — Stechapfelform, Erythrozytendurchmesser, Einflüsse der relativen Dichte des Urins (Tabelle 1).

Tabelle 1. Mittlerer Durchmesser der Erythrozyten und Leukozyten in Abhängigkeit von der relativen Dichte des Harns[2]

Relative Dichte des Harns	Mittel	s
	µm	
Erythrozyten		
1,0075	8,31	0,67
1,0125	8,07	0,72
1,0180	7,12	0,57
1,0240	6,21	0,43
1,0300	5,85	0,26
Leukozyten		
1,0068	12,9	1,14
1,0123	11,3	1,03
1,0177	9,94	0,95
1,0232	9,24	0,48
1,0286	8,75	0,58

MD-Kova-System zur standardisierten Urinuntersuchung

Das MD-Kova-System besteht aus einem graduierten Zentrifugenröhrchen, das konisch zuläuft und mit einem Deckel verschließbar ist. Weiterhin aus einer Kunststoffpipette mit einem Ballon, durch den der Urin in die Pipette hineingezogen werden kann. Ein Einmalobjektträger mit 4 standardisierten Kammervolumen vervollständigt das System (Abb. 1). Der Untersuchungsgang (Abb. 2) gliedert sich in folgende Abschnitte:

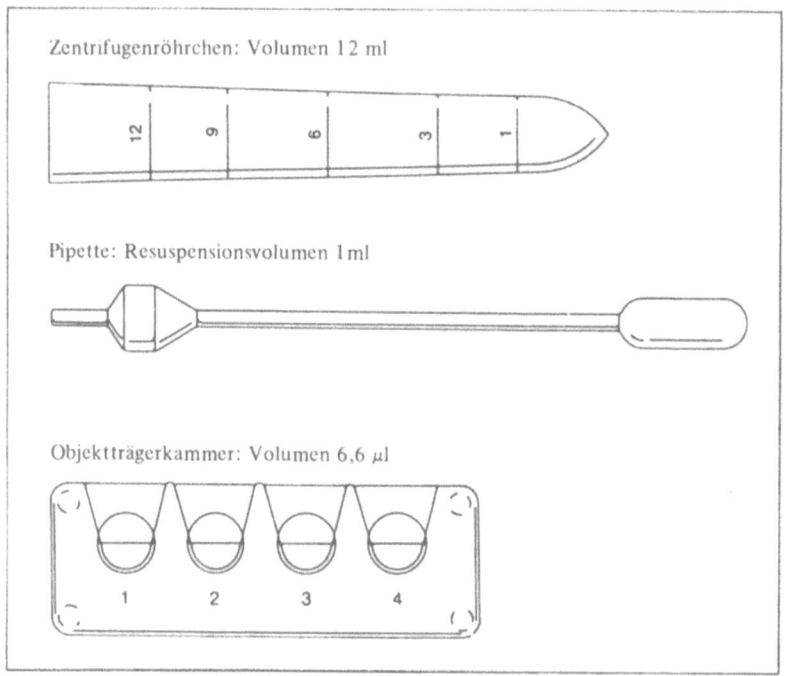

Abb. 1.

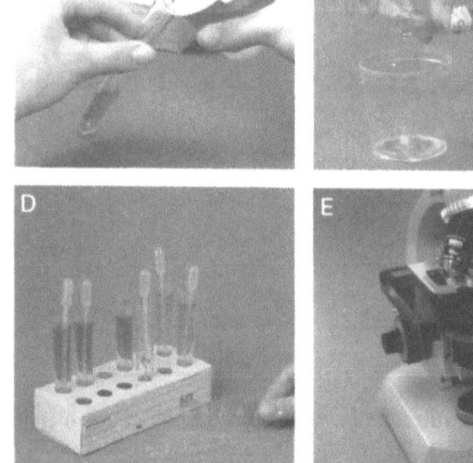
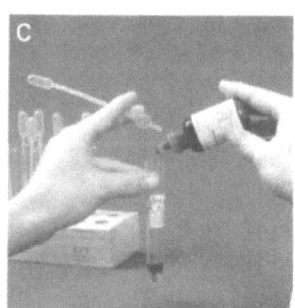

A 12 ml Urin im Zentrifugenröhrchen 5 min bei 400g zentrifugieren.
B Pipette einsetzen und Überstand dekantieren. 1 ml Restvolumen.
C 1 Tropfen MD-Kova-Farbstofflösung zugeben.
D Sediment in 1 ml Urin resuspendieren. 1 Tropfen durch Kapillarwirkung in die Kammer einbringen.
E Mikroskopische Analyse.

Abb. 2.

Für jede Untersuchung wird eine Urinmenge von 12 ml eingesetzt. Sollte einmal eine geringere Urinmenge zur Verfügung stehen, so wird mit NaCl Lösung auf 12 ml aufgefüllt.

Der Urin wird mit 400 g für 5 Minuten zentrifugiert. Die Standardisierung der Zentrifugation erfolgt auf der Basis der „g" Zahl. Nach Zentrifugation wird die MD-Kova-Pipette in das konisch zulaufende Röhrchen eingesetzt und der Überstand von 11 ml dekantiert. Ein identisch gewonnenes Restvolumen von 1 ml bleibt zurück; dieses wird in die Pipette eingesogen und dadurch resuspendiert.

Ein Tropfen aus diesem 1 ml wird dann in die Objektträgerkammer gegeben. Das Einzelvolumen der Kammer beträgt 6,6 μl. Die mikroskopische Untersuchung erfolgt wie gewohnt.

Für die standardisierte Befundangabe „Erythrozyten/ml Urin" müssen die ausgezählten Zellen pro Gesichtsfeld mit einem konstanten Umrechnungsfaktor, in den das Kammervolumen und das Volumen des Gesichtsfeldes (Vergrößerungsfaktor des Mikroskopes) eingehen, multipliziert werden (7. Hoeflmayr). Im einzelnen wird der Faktor nach folgender Formel berechnet:

a) Radiusbestimmung des mikroskopischen Gesichtsfeldes mit Hilfe einer geeichten Zählkammer
b) Fläche des Gesichtsfeldes: $F = r^2 \times \pi$ (mm^2)
c) Volumen des Gesichtsfeldes: $V = F \times h$ (mm$^3 = \mu$l) (h = 0,15 mm)
d) Hochrechnung auf 1 ml: 1000/V
e) Anzahl der Partikel pro ml: Faktor aus (d) $\times$ Anzahl der Partikel pro Gesichtsfeld
f) Zur Umrechnung auf 1 ml Nativurin: dividiert durch 12.

Vor dem Mikroskopieren kann noch eine Sternheimer-Malbin-Farblösung hinzugegeben werden.

Zur internen Qualitätskontrolle besteht die Möglichkeit, durch Humanurine mit stimulierten Leukozyten und stabilisierten Erythrozyten die eigene Qualität zu überprüfen.

Klinische Bedeutung der mikroskopischen Erythrozyturie beim MD-Kova-System

Ein besonderes Interesse in der Bewertung der Hämaturie besteht in der Frage der möglichen Abgrenzbarkeit „noch normaler" gegen „schon pathologische" Werte.
Hier gilt es zunächst das *Tagesprofil* zu berücksichtigen.

Tabelle 2. Erythrozyten, Leukozyten und Tubuluszellen im Harn[3]

	Erythrozyten				Leukozyten				Tubuluszellen			
	Mittel		(Extrembereich)	Obere Normgrenze	Mittel		(Extrembereich)	Obere Normgrenze	Mittel		(Extrembereich)	Obere Normgrenze
	10^3 h^1											
42 Männer												
Nachtharn	32,0	11,7	(0–217)		31,4	14,9	(0–956)		74,4	14,3	(12–239)	
Morgenharn	43,8	14,9	(5–380)	105	27,8	15,6	(0–307)	95	86,3	16,8	(17–222)	140
Nachmittagsharn	46,1	15,6	(4–915)		24,0	13,6	(0–215)		78,3	16,2	(14–262)	
40 Frauen												
Nachtharn	23,3	8,2	(0–473)		207,1	82,2	(0–5042)		57,4	12,6	(5–234)	
Morgenharn	32,9	12,6	(0–396)	80	111,5	89,2	(0–2774)	470	81,7	17,1	(22–243)	140
Nachmittagsharn	35,6	15,2	(0–442)		105,4	80,3	(0–1195)		75,3	15,8	(13–199)	

In Tabelle 2 sind die Erythrozytenwerte bei organisch gesunden Männern und Frauen als Tagesprofil dargestellt:
In der Tendenz zeigt sich eine Zellzunahme im Laufe des Tages (7).
Weiterhin ist eine Abhängigkeit der Erythrozyturie vom *Lebensalter* bekannt.
In Tabelle 3 sind die ausgeschiedenen Erythrozyten bei erwachsenen Männern und Frauen, bei Neugeborenen und Kindern zusammengestellt (7):

Tabelle 3. Zellelemente im Harn in verschiedenen Lebensaltern

	Erythrzyten $10^3 h^1$			Leukozyten und Tubuluszellen			Lite-ratur
	Mittel		(Extrembereich)	Mittel		(Extrembereich)	Obere Normgrenze
45 Erwachsene	12,2	–	(0–128)	45	–	(2–283)	–	4
75 Männer	34,3	66,0	(0,6–475)	58,9	56,0	(4–267)	–	5
17 Männer	–	–	–	46	–	(0–220)	–	6
50 Frauen	–	–	–	74	–	(0–574)	–	6
119 Neugeborene	7,5	–	(0–53)	155	–	(0–1125)	–	8
74 Kinder, 4–12 Jahre	1,3	1,5	(0–11)	26,8	27,0	(0–235)	–	8
Kinder, Körperoberfläche bis 0,55 m²	–	–	–	–	–	–	50	9
Kinder, Körperoberfläche 0,6–0,8 m²	–	–	–	–	–	–	100	9
Kinder, Körperoberfläche 0,8–1,0 m²	–	–	–	–	–	–	· 200	9

Als Fazit der beträchtlichen Unterschiede in den Ergebnissen der einzelnen Untersuchungen ist der Versuch, Norm- oder Grenzwerte auch umgerechnet auf Körperoberfläche anzugeben, als umstritten anzusehen.
In einer eigenen Studie wurden 1.000 unselektionierte Urinproben von urologischen Patienten mit dem MD-Kova-System standardisiert untersucht (Tabelle 4).

Tabelle 4. Mikroskopischer Erythrozyten-Nachweis mit dem MD-Kova-System in 1000 unselektionierten Urinproben

	n	%
keine Ery./ml	854	85,4%
4000–6009 ml	84	8,4%
6000–8000 ml	7	0,7%
über 8000 ml	55	5,5%
	1000	100,0%

Bei 854 Patienten (85%) ließen sich mikroskopisch keine Erythrozyten nachweisen. Bei 146 Patienten (14,6%) fanden sich Erythrozyten, bei 10 Patienten (1%) bestand eine Makrohämaturie.
Bemerkenswert erscheint, daß sich auch maligne Erkrankungen hinter einer Erythrozytenzahl von 4000–6000/ml Urin verbergen können. In dieser Gruppe befanden sich in unserer Studie 84 Patienten.
Carson und Mitarb. (4) kontrollierten retrospektiv 200 Patienten (83 Männer und 113 Frauen), die wegen einer asymptomatischen Mikrohämaturie urologisch untersucht wurden. Die Resultate des Urinstatus, der Urinkultur, des Ausscheidungsurogrammes,

der Cytologie und Zystoskopie wurden ausgewertet. Keiner dieser Patienten hatte
klinische Anzeichen einer urologischen Erkrankung. Trotzdem fanden sich in 21% der
Fälle schwere urologische Erkrankungen, 4 Patienten hatten einen Harnblasentumor.
Von diesen 41 Patienten (21%) waren 39 älter als 50 Jahre.
Auch Carson stellte fest, daß das Ausmaß der Mikrohämaturie keinen Hinweis auf die
Schwere der vorliegenden Gesundheitsstörung ergab. Er schlußfolgerte, daß Patienten
mit einer asymptomatischen Mikrohämaturie — insbesondere die über 50jährigen —
vollständig urologisch untersucht werden sollten.
Für die Bewertung der Mikrohämaturie ist das angewandte labortechnische Verfahren
von Bedeutung.
Unter den mikroskopischen Untersuchungsmethoden ist das Zählkammerverfahren allgemein anerkannt.
Bei kritischer Betrachtung einer neuen Methode muß ihre Zuverlässigkeit beurteilt werden. Hierzu haben verschiedene Untersuchungen von Fröhlich (5) und Bauer (1) stattgefunden.
Zusammenfassend kann festgestellt werden, daß die mit der herkömmlichen Sedimenttechnik ermittelten Erythrozytenbefunde bis zu 48,5% ungenauer waren als im Vergleich zu den mittels MD-Kova-System erhobenen Erythrozytenzahlen.
Ein wesentliches Merkmal des MD-Kova-Systems ist die Dokumentation der Befunde in
numerischer Angabe pro 1 ml Urin.
Insbesondere bei der Beurteilung von Verlaufsbefunden hat sich diese Dokumentation
als ausgesprochen nützlich erwiesen.
Bei auch nur geringer Zunahme der Erythrozytenzahl/ml Urin im standardisierten Verfahren gewonnen kann der Kliniker dementsprechend die weiteren Maßnahmen zur
differentialdiagnostischen Abklärung treffen.
In der Befundübermittlung läßt sich ein Erythrozytenbefund pro ml Urin besser bewerten, wenn bekannt ist, durch welches Verfahren er gewonnen wurde.
Darüberhinaus hat sich das MD-Kova-System in über 2000 Untersuchungen als einfach
und praktikabel herausgestellt. Hat man einmal den konstanten Umrechnungsfaktor ermittelt, braucht man nur noch die ausgezählten Erythrozyten mit diesem Faktor zu
multiplizieren, ähnlich wie bei der Blutbilduntersuchung.
Die Arbeitsweise mit dem System ist hygienisch einwandfrei, Verunreinigungen im
Labor nahezu ausgeschlossen.

Zusammenfassung

Anhand eigener Untersuchungen und Erfahrungen mit dem MD-Kova-System zur standardisierten Urinsedimentuntersuchung sowie Mitteilungen in der Literatur zur Bewertung einer Hämaturie kann folgendes festgestellt werden:
1. Einheitliche Normwerte zur Erythrozytenausscheidung lassen sich nicht aufstellen.
2. Jede Mikrohämaturie kann mit einer malignen urologischen Erkrankung einhergehen; sie sollte diagnostisch abgeklärt werden, insbesondere, wenn der Patient über
50 Jahre alt ist.
3. Das MD-Kova-System bietet eine semiquantitative Methode zur standardisierten
Urinuntersuchung, durch die der Anschluß an Qualitätsnormen der klinischen
Chemie erreicht wird (4).

4. Ein besonderer Stellenwert in der Beurteilung der Mikrohämaturie kommt nicht nur der Erfassung, sondern in hohem Maße der exakten Dokumentation zur Verlaufsbeobachtung zu.

Literatur

1. Bauer, H., W. Haase, R. Sieck: Neue diagnostische Möglichkeiten der Urinsedimentanalyse mit dem MD-Kova-System. Urologe B, 21: 295 (1981).
2. Bischoff, W.: Das MD-Kova-System zur standardisierten Urinsedimentuntersuchung. Europ. Urol. Kongr. 1982, Wien.
3. Carson, C.C., J.W. Segura, L.F. Greene: Klinische Bedeutung der Mikrohämaturie. JAMA, 241: 149 (1979).
4. Fröhlich, G., R. Sieck: Das MD-Kova-System. Urologe B, 21: 300 (1981).
5. Gadeholt, H.: Erythrocytes and leucocytes in urine. Norweg. Univ. Press, Bergen (1968).
6. Geigy, Wiss. Tabellen, 8. Auflage (1977).
7. Hoeflmayr, J.: Standardisierung und Quantifizierung der Untersuchung des Harnsedimentes mit einer neuen Technik. Forum prakt. und Allgemeinarzt, Heft 8 (1981).
8. Prescott, L.F.: Erythrocytes, leucocytes and tubulus epithel in urine. Clin. Sci. 31: 425 (1966).

Anschrift des Verfassers:
PD Dr. W. Bischoff
Ed. Breuninger Str. 3
7150 Backnang

Diskussion

KUTTER (Luxemburg):

Noch eine kleine technische Bemerkung: Es ist bereits angesprochen worden, nicht mit physiologischer Kochsalzlösung zu verdünnen. Wir haben bei Versuchen mit Erythrozyten in Kochsalzlösung gesehen, daß sie in der MD-Kova-Kammer ziemlich rasch hämolysieren. Man sieht unter dem Mikroskop, wie die Erythrozyten verschwinden. Die Kammer muß irgendeine Substanz mit hämolytischen Eigenschaften enthalten, die im Harn neutralisiert wird. Bei Erythrozyten im Harn tritt dieses Phänomen nicht auf. Dagegen haben wir gefunden, daß die Erythrozyten in der Kammer in Hayem'scher Lösung stabil sind. Eine solche Lösung kann daher zu notwendigen Verdünnungen verwendet werden.
Schaut man nach dem Geldbeutel, so fehlt nach 100 Urin-Untersuchungen mit dem MD-Kova-System weniger darin, als wenn man mit klassischer Zählkammer-Technik quantifiziert hätte, sofern man die eingesparte Personal-Zeit in Ansatz bringt.
Das MD-Kova-System kostet in der Staffel 0,39 DM pro Untersuchung, also etwa 20 Pfennige mehr als die konventionelle Sediment-Untersuchung. Rechnet man aber, was eine MTA kostet, kann man sich das Spülen von Zentrifugengläsern heute eigentlich nicht mehr leisten. Beispielsweise in der Schweiz kostet eine MTA mit allen Nebenkosten jedenfalls 0,50 DM/Minute.

HALLWACHS (Darmstadt):

Für die BRD ist die Abrechnungsbarkeit des MD-Kova-Systems nach Ziffer 4132 BMÄ/E-GO (Addis-Count) möglich, d.h. die Abrechnung dieser Ziffer wird bei allen quantitativen Bestimmungen, z.B. bei Verlaufskontrollen von Harnwegsinfektionen empfohlen. Im Gegensatz dazu kann die konventionelle Sediment-Technik lediglich nach Ziffer 4055 BMÄ/E-GO in Anrechnung gebracht werden.

Die reproduzierbare, quantitative Urinsedimentanalyse. Praktikabilität des MD-KOVA-Systems

V. Ch. Brüggemann

Urologische Klinik und Poliklinik (Direktor: Prof. Dr. R. Hartung),
Universitätsklinikum der GHS Essen

Selbst bei Ausschöpfung aller diagnostischen Möglichkeiten bleiben etwa 5% der Hämaturien ungeklärt und kontrollbedürftig. Vor allem die Mikrohämaturie stellt uns hier vor ein schwieriges Problem, da erstens eine Vielzahl verschiedener Untersuchungsverfahren zur Verfügung stehen und zweitens Uneinigkeit bezüglich der physiologischen Normwerte der zellulären Ausscheidung herrscht.

Als Verlaufskontrolle für eine Mikrohämaturie eignen sich nur quantitative und damit reproduzierbare Untersuchungsmethoden. In diesem Zusammenhang sei noch einmal daran erinnert, daß die meisten Fehler schon bei der Probengewinnung auftreten. Eine Untersuchung des Mittelstrahlurins bei der Frau ist für die Verifizierung und Verlaufskontrolle einer Mikrohämaturie ebenso ungeeignet, wie der in die Praxis z.T. noch in seltsamsten Behältern mitgebrachte Urin, da in der Regel ein Teil der zellulären Elemente lysiert sind, ein Vorwurf, der übrigens auch gegen die verschieden langen Sammelperioden bei der Addis-Count-Methode erhoben werden kann.

Bei sachgerechter Probengewinnung und Probenverarbeitung nach auch sonst üblichen Qualitätskriterien in der Labormedizin, ist die Urinuntersuchung eine wichtige und einfache Screening-Methode zur Entdeckung vieler Erkrankungen und wird trotzdem vielerorts sehr stiefmütterlich behandelt.

In eigenen Untersuchungen verglichen wir die mikroskopischen Befunde der Urinsediment-Methode herkömmlicher Art, wie sie (leider) noch in den meisten Praxen durchgeführt wird, mit dem MD-Kova-System. Daß eine hervorragende Korrelation des MD-Kova-Systems zur Zählkammer-Methode besteht (Fuchs-Rosenthal-Kammer), die bisher als Referenzmethode bei der quantitativen, mikroskopischen Urinanalyse gilt, wurde von Bauer et al., Fröhlich et al. und Haase nachgewiesen, wobei fast noch anzuzweifeln ist, ob die Zählkammer-Methode mit ihrem aufgelegten Deckgläschen überhaupt dazu herangezogen werden kann, denn auch hier besteht durchaus die Möglichkeit der unterschiedlichen Schichtdicke des untersuchten Urins je nach Viskosität mit „Randeffekt" durch Abwanderung zellulärer Elemente in die Randzone des Deckglases.

150 Urinproben wurden sowohl nach der Urinsediment-Methode herkömmlicher Art, wie nach dem MD-Kova-System untersucht. Als physiologisch wurden für das Urinsediment bis zu 5 Erythrozyten und bis zu 7 Leukozyten pro Gesichtsfeld angenommen, als grenzwertig, besser kontrollbedürftig, alle nicht eindeutig angegebenen Befunde, z.B. 3–6 Erythrozyten pro Gesichtsfeld, ein Befund, mit dem man eigentlich überhaupt nichts anfangen kann, beschreibt er doch einen Analysefehlerbereich von 100%! Als Normalwerte beim MD-Kova-System galten bis zu 3 Erythrozyten und bis zu 6 Leukozyten pro Gesichtsfeld (entsprechend 2791 bzw. 5581 Zellen pro ml), wobei jeweils 5 Felder ausgezählt wurden. Der Befund wurde durch Überprüfen der Diagnose kontrolliert.

86 Urine wiesen nach dem MD-Kova-System einen pathologischen Befund auf (Erythrozyturie und/oder Leukozyturie). Die Urinsediment-Methode erbrachte nur in 58

dieser Proben einen eindeutigen pathologischen, in 18 Proben einen grenzwertigen Befund, in 10 Fällen war das Ergebnis falsch-negativ, d.h. 21% der untersuchten Urine waren bei der Urinsediment-Methode nicht eindeutig pathologisch und kontrollbedürftig, 11,7% waren falsch-negativ. Das MD-Kova-System erbrachte keinen falsch-negativen Befund (Tabelle 1).

Tabelle 1. Mikroskopischer Urinbefund Erythrozyturie und/oder Leukozyturie

	MD-Kova	Sediment
pathologisch	86	58 (67,5%)
grenzwertig	ϕ	18 (21%)
falsch-negativ	ϕ	10 (11,5%)

48 der 86 Urine weisen ausschließlich eine pathologische Erythrozyturie im MD-Kova-System nach. Nach der Sediment-Methode waren davon nur 29 (= 60,5%) eindeutig pathologisch, 19 waren grenzwertig oder falsch-negativ, eine Fehlerquote von fast 40% (Tabelle 2)!

Tabelle 2. Mikroskopischer Befund Erythrozyturie

	MD-Kova	Sediment
pathologisch	48	29 (60,5%)
grenzwertig	ϕ	12 (25%)
falsch-negativ	ϕ	7 (14,5%)

Die Fehlerquelle der Urinsedimentanalyse (Tabelle 3) lassen nach derzeitigem Kenntnisstand diese Untersuchung als völlig ungeeignete Labormethode erkennen, die keine quantitative Aussage über die zellulären Harnbestandteile ermöglicht. Es ist deshalb dringend erforderlich, ein einheitliches, quantitatives Urinanalyse-System einzuführen, das den Qualitätskriterien moderner Labormedizin genügt.

Tabelle 3. Fehlerquellen der Urinsedimentanalyse

Zentrifugation unterschiedlicher Harnvolumina
Dekantierung nach Gutdünken
Unterschiedliche Schichtdicke nach Aufbringen des Deckgläschens
Ungleiche Verteilung des Urins unter dem Deckgläschen (cave „Randeffekt")
Unterschiedliche Zentrifugationsbedingungen (Dauer, Umdrehungszahl)
Auszählen verschieden vieler Gesichtsfelder
Optische Verschiedenheit der Mikroskope

Der Addis-Count erscheint uns für die Praxis ungeeignet, zumal die vielen Modifikationen Anlaß zu erneuten Verständigungsproblemen geben und eine Reproduzierbarkeit des jeweiligen Ergebnisses erneut in Frage stellen. Die Zählkammer-Methode muß zwar de facto reproduzierbare quantitative Ergebnisse liefern, unterliegt aber letztlich auch dem Problem unterschiedlicher Laborbedingungen, was jedoch rein theoretisch durch eine geeignete Analysevorschrift beseitigt werden könnte. Das Problem der unterschiedlichen chemischen Eigenschaften durch Viskositätsunterschiede des Urins mit Zellabsonderungen an den Rand des Deckglases („Randeffekt") wird damit jedoch nicht beseitigt.

Das MD-Kova-System stellt derzeit die beste Möglichkeit der Urinsedimentanalyse dar, erfüllt alle Kriterien der quantitativen, reproduzierbaren Laboranalyse und kann durch die vom Hersteller angebotene Referenzurine einer Qualitätskontrolle unterzogen werden. Bei diesem System sind alle Schritte der Harnanalyse standardisiert. In die Probe werden 12 ml Urin eingesetzt, eventuell mit Auffüllung von Kochsalz und späterer Umrechnung. Die Zentrifugation erfolgt genau 5 Min. bei 400 g. Als Dekantierungsvolumen verbleibt mit Hilfe einer Spezialpipette genau 1 ml. Die Zählkammer hat ein definiertes Volumen und starre Wandflächen, so daß bei hoher Viskosität die Möglichkeit des „Randeffektes", wie beim Deckglas, ausscheidet. Die optischen Bedingungen des Mikroskops werden vom Hersteller des MD-Kova-Systems ausgemessen und ermöglichen so den direkten Vergleich mit anderen Laboren. Man braucht also keine Angst vor hohem Laboraufwand zu haben. Das MD-Kova-System als solches erfordert bei kurzer Einarbeitung keinen zeitlichen Mehraufwand für die Urinuntersuchung.

Durch einfache Überlegungen zur mikroskopischen Urindiagnostik mit allen ihren Fehlermöglichkeiten und Schaffung einer einheitlichen Probeverarbeitungsvorschrift hätte schon seit langem ein Analyseverfahren dieser Art eingeführt werden müssen, das einer Qualitätskontrolle der Urinuntersuchung genügt, wie es auch sonst in der Labormedizin erforderlich ist. Bleibt zu hoffen, daß nicht eine Vielzahl von Modifikationen wie beim Addis-Count für erneute Verwirrung sorgt. Das Urinsediment herkömmlicher Methode ist für die anzustrebende interdisziplinär vergleichbare Labordiagnostik sowie zur Verlaufskontrolle völlig abzulehnen.

Literatur

1. Bauer, H.W., W. Haase, R. Sieck: Neue diagnostische Möglichkeiten der Urinsedimentanalyse mit dem MD-Kova-System. Urologe B 21: 295–299 (1981).
2. Fröhlich, G., R. Sieck: Das MD-Kova-System. Urologe B 21: 300–303 (1981).
3. Haase, W.: Statistischer Vergleich verschieden skalierter Laborparameter. Vortrag im Rahmen des 11. Internationalen Kogresses für Klinische Chemie, Wien, 30.8.–5.9.1981.
4. Hoeflmayr, J.: Standardisierung der Untersuchung des Harnsediments. Forum des Praktischen und Allgemein-Arztes, Heft 3/1982.
5. Lutzeyer, W., J. Hannappel: Hämaturie. Dtsch. med. Wschr. 106: 1148–1149 (1981).

Anschrift des Verfassers:
Dr. V.Ch. Brüggemann
Urologische Klinik,
Universitätsklinikum der GHS Essen
Hufelandstr. 55
D-4300 Essen 1

Zusammenfassung

Der Weg von der subjektiven Beschreibung eines Befundes zur objektiven Messung wurde im Rahmen der Laboratoriums-Medizin vor allem durch zwei Umstände möglich und vorangetrieben:
1. die Qualitätskontrolle, die in der klinischen Chemie inzwischen zur Routine geworden ist (z.B. die von Madaus-Diagnostik dem MD-Kova-System beigefügten Kontrollurine, die neben simulierten Leukozyten auch stabilisierte Erythrozyten enthalten) und auch vom Gesetzgeber gefordert wird und
2. die Weiterentwicklung und entscheidende Verbesserung der Testverfahren.

Erst die höhere Genauigkeit führt zu diagnostisch relevanten Befunden. Optimiert man darüberhinaus noch die Probengewinnung und -verwahrung, kann die Zahl falsch-positiver bzw. fraglicher Befunde erheblich reduziert werden.

Bei Frauen darf die Harngewinnung nur nach entsprechender Genitaltoilette erfolgen. Vorher sollte möglichst 12, besser 24 Stunden kein Geschlechtsverkehr oder das heute so beliebte Jogging stattgefunden haben!

Zusätzlich ist zu berücksichtigen, daß in der Zeitspanne 2 Tage vor – während – bis 2–3 Tage nach der Periode und auch während der Ovulation erhöhte und somit falsch-positive Erythrozyten-Zahlen im Urin zu finden sind (bei unbedingt erforderlicher Harnuntersuchung sollte vorher ein Tampon in die Scheide eingeführt werden). Auch bei Einnahme von Ovulationshemmern mit niedrig dosierter Oestrogen-Konzentration oder bei Verwendung kleiner Kupfer-Spiralen sind Mikro-Schmierblutungen möglich.

Erythrozyten werden auch vom Gesunden in einer – wie verschiedene Tages-Profil-untersuchungen gezeigt haben – im Tagesverlauf zunehmenden Konzentration ausgeschieden (s. Bischoff, Tab. 2).

Für Verlaufskontrollen internistischer Nierenerkrankungen sollte diese Beobachtung insoweit berücksichtigt werden, daß entsprechende Patienten zu immer gleichen Tageszeiten einbestellt werden.

Bei urologischen Patienten konnten wir dagegen keine statistisch signifikanten tageszeitlichen Schwankungen der Erythrozyturie festellen.

Da Urin aber für Erythrozyten ein unphysiologisches Milieu darstellt, in dem diese in Abhängigkeit von dessen Osmolarität, aktueller Reaktion (besonders im alkalischen Urin mit niedrigem spezifischem Gewicht kommt es rasch zur Hämolyse) und der Außentemperatur abnorme Formen annehmen und zerfallen können, ist die Zeitspanne zwischen Harngewinnung und -aufarbeitung so kurz wie möglich zu halten.

Besteht keine Möglichkeit, den Urin sofort zu untersuchen – wie beispielsweise in einer überfüllten Praxis oder einer Poliklinik-Ambulanz – sollte dieser zumindest durch einen Teststreifen voruntersucht werden. Der Teststreifen erfaßt bereits hämolysierte Erythrozyten (freies Hämoglobin aus ca. 10 Erythrozyten ergibt bereits eine diffuse Grünfärbung) und eliminiert somit von vornherein die bei der mikroskopischen Sedimentuntersuchung möglichen Fehlerquellen durch Zerstörung der Erythrozyten beim

Zentrifugieren, Dekantieren oder durch zu langes Stehenlassen. Dies erklärt auch die häufig zu beobachtenden Differenzen zwischen positivem Teststreifenergebnis und mikroskopisch unauffälligem Sediment.

Im zentrifugierten Harn sind bis zu 2 Erythrozyten/µl als normal, 2–5 Erythrozyten/µl als wahrscheinlich noch normal und deshalb kontrollbedürftig, 5 und mehr Erythrozyten/µl mit großer Wahrscheinlichkeit als pathologisch anzusehen.

Voraussetzung für die Diagnose einer pathologischen Erythrozyturie ist der Nachweis ihrer Persistenz. Aber auch stärkere Hämaturien ohne pathologische Bedeutung sind keine Seltenheit wie z.B. die sogenannte Marsch-Hämaturie, die durch physische Belastung, besonders in Orthostase ausgelöst werden kann.

Für die Werte der physiologischen Hämaturie darf keine perfekte Gauß'sche Verteilung erwartet werden, es findet sich vielmehr eine deutliche Schwanzbildung im Bereich der höheren Werte (s. Kutter, Abb. 3). Da aber auch niedrigere Erythrozyten-Zahlen durchaus schwerwiegende Symptome darstellen können, ergibt sich eine deutliche Überlappung der Bereiche „physiologisch" und „pathologisch". Dies bedeutet in der Praxis, daß ein sehr empfindlicher Teststreifen eine nicht unerhebliche Ausbeute an harmlosen Hämaturien haben wird, daß bei den derzeit verfügbaren Teststreifen jedoch auch mit etwa 10% falsch-positiven Ergebnissen gerechnet werden muß.

Obwohl inzwischen also fast alle pathologischen Hämaturien auf chemischem Weg erfaßbar sind und somit der mikroskopische Nachweis eigentlich überflüssig ist (Kutter), erscheint die in der freien Praxis bis heute noch fast ausschließlich durchgeführte Sediment-Untersuchung, die allerdings mit einer erheblichen sowohl falsch-positiven wie auch falsch-negativen Fehlerquote behaftet ist und deshalb auch nur eine Schätzung der tatsächlich vorhandenen Zellelemente erlaubt, im Hinblick auf die Entdeckung von Bakterien, Trichomonaden, Kristallen und Zylindern zumindest für den Urologen keineswegs entbehrlich. Angaben wie „vereinzelt, vermehrt, zahlreich oder massenhaft" sind allerdings rein subjektiv und mehr oder weniger dem Gutdünken des jeweiligen Untersuchers überlassen.

Bei der herkömmlichen Methodik werden unterschiedliche Volumina zentrifugiert, Erythrozyten beim Zentrifugieren mechanisch zerstört, beim Dekantieren der Überstände unterschiedliche Restvolumina zur Resuspendierung des Pellets eingesetzt, beim Auftragen der Probe auf den Objektträger unterschiedliche Reste im Zentrifugenröhrchen zurückgelassen, und je nach Viskosität des Urins schwankt die Schichtdicke zwischen Objektträger und Deckgläschen. Außerdem wird eine unterschiedliche Anzahl von Gesichtsfeldern ausgezählt. Dies alles führt dazu, daß die Ergebnisse des Urinsedimentes in der herkömmlichen Form mit der erwähnten ungenügenden Präzision, ungenügenden Richtigkeit und schlechten Reproduzierbarkeit behaftet sind, wie auch ein Vergleich von Labor zu Labor oder schon von Laborantin zu Laborantin nicht möglich ist.

Seit bekannt ist, daß die Zellkonzentration pro ml Urin durch eine Diurese weniger veränderbar ist als die Zellausscheidung pro Zeit, d.h. mit zunehmender Diurese die Zellkonzentration im Urin nur gering abfällt, während die Zellmenge pro Zeiteinheit deutlich ansteigt, wird der Quantifizierung von Erythrozyten und Leukozyten im Nativurin in der Fuchs-Rosenthal-Zählkammer größere Relevanz als dem Addis-Count zugemessen, für den unter Berücksichtigung der technischen Fehlermöglichkeiten und der Schwankungen der Normalwerte bei Fehlen sonstiger Symptome Erythrozytenzahlen bis 5 Millionen/24 Stunden zu vernachlässigen sind.

Zusammenfassung

Doch auch die Zählung der Erythrozyten im nicht zentrifugierten Urin in der Fuchs-Rosenthal-Kammer ist mit einem großen statistischen Fehler behaftet (bis 25%) und diese Abschätzung berücksichtigt noch nicht, daß im allgemeinen die Erythrozyten nicht gleichmäßig in der Kammer verteilt sind. Aber wer zählt schon eine gesamte Fuchs-Rosenthal-Kammer aus! Einfluß auf die gefundene Zahl der Erythrozyten hat bei langen Sammelperioden sicher die bereits stattgefundene Zellyse und bei kurzen Sammelperioden der Einfluß diurnaler Ausscheidungsschwankungen der Erythrozyten. Heute sollten bei einer Urinsedimentanalyse folgende Parameter standardisiert werden: 1. Ausgangsvolumen, 2. Zentrifugalkraft, 3. Zentrifugierzeiten, 4. Resuspendierungsvolumen, 5. Untersuchungsvolumen, 6. mikroskopisches Gesichtsfeld und 7. die Bezugsgröße.

Das von Madaus-Diagnostik entwickelte vollstandardisierte MD-Kova-System beinhaltet die herkömmliche Mikroskopietechnik, mit der wir alle morphologischen Bestandteile sehen, die wir auch mit der altbekannten Sedimentuntersuchung feststellen können, nur gegenüber dieser Methode jetzt eben unter quantifizierten Bedingungen. Das in seiner Dimension volumen- und nicht mehr flächen bezogene Ergebnis ist für jeden Untersucher nachvollziehbar, da die unterschiedliche Größe der Gesichtsfelder der jeweiligen Mikroskope bzw. der Objektive durch einmaliges Ermitteln eines objektiv-spezifischen Faktors, der aus der Gesichtsfeldgröße und der Höhe der Kova-Kammer resultiert, keinen Einfluß mehr auf das Ergebnis hat. Nach entsprechender Einarbeitungszeit besteht kein nennenswerter Zeitunterschied mehr zwischen der Handhabung mit dem MD-Kova-System und dem konventionellen Sediment.

Durch die quantitative Erfassung ist eine Verbesserung in der Abrechnung nach Ziffer 4132 BMÄ/E-GO möglich, während die konventionelle Sedimenttechnik lediglich nach Ziffer 4055 BMÄ/E-GO in Anrechnung gebracht werden kann.

Aus dieser Gegenüberstellung und Bewertung der einzelnen Nachweismethoden der Mikrohämaturie sei die Schlußfolgerung erlaubt, daß man in einer großen Praxis oder im klinischen Routinebetrieb sicher mit einem Teststreifen, der bereits eine quantitative Aussage erlaubt, beginnen sollte. Die Urine derjenigen Patienten, in denen mit einem Teststreifen mehrmals eine pathologische Mikrohämaturie verifiziert werden kann, sollten anschließend mit dem MD-Kova-System weiter analysiert werden, d.h. eine sinnvolle Kombination von Teststreifen und quantitativer Analyse mit dem MD-Kova-System erscheint derzeit als das Optimum.

Prof. Dr. med. Otto Hallwachs

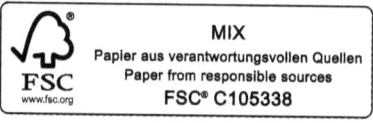

If you have any concerns about our products,
you can contact us on
ProductSafety@springernature.com

In case Publisher is established outside the EU,
the EU authorized representative is:
**Springer Nature Customer Service Center GmbH
Europaplatz 3, 69115 Heidelberg, Germany**

Printed by Libri Plureos GmbH
in Hamburg, Germany